Elly Hoekstra / Doke van der Neer · Der aktive Beckenboden

Elly Hoekstra / Doke van der Neer

# Der aktive Beckenboden

## Die Spannkraft erhalten, wiederherstellen und fördern – mit sanften Übungen zu mehr Lebensfreude im Alltag

Aus dem Niederländischen von Hildegard Höhr

Mit einem Vorwort von Hertha Kolar

Jopp
Oesch

Die holländische Originalausgabe erschien 2003 unter dem Titel
*De actieve bekkenbodem* im Verlag Panta Rhei, Katwijk (NL).



1. Auflage September 2005
2. Auflage Dezember 2005
3. Auflage Februar 2006
4. Auflage Januar 2007




Umschlagbild: © gettyimages, Fotograf: Chris Cole
Druck- und Bindung: Triltsch, Ochsenfurt-Hohestadt
Printed in Germany

ISBN 978-3-0350-5061-5

Gern senden wir Ihnen unser Verlagsverzeichnis:
Oesch Verlag, Jungholzstraße 28, 8050 Zürich
E-Mail: info@oeschverlag.ch
Telefax 0041/44 305 70 66 (CH: 044 305 70 66)

Unser Buchprogramm finden Sie im Internet unter:
**www.joppverlag.ch**
**www.oeschverlag.ch**

»Das Wesentliche
ist für die Augen unsichtbar.«

ANTOINE DE SAINT-EXUPÉRY
*Der kleine Prinz*

# Inhaltsverzeichnis

## Anhang

# Vorwort

Die Begründerin der Ismakogie, die Wiener Professorin Anne Seidel, würde sich über dieses Buch zweifellos sehr freuen. Sie maß den Muskeln des Beckenbodens große Bedeutung bei.

Ich lernte Anne Seidel bereits im Jahr 1953 kennen. Die Ismakogie befand sich zu jener Zeit noch in den Kinderschuhen, und so hatte ich das Glück, die Entwicklung von Anfang an miterleben zu können. Der Beckenboden war damals noch tabu. Doch Professor Seidel war ihrer Zeit voraus. Sie scherte sich nicht um Tabus und schockierte manchmal sogar ihre Schüler mit ihren sehr konkreten Ausführungen. Sie lehrte uns Dinge, die erst heute allgemein akzeptiert werden.

Inzwischen ist in weiten Kreisen bekannt, daß Beckenbodenübungen, vorbeugend eingesetzt, Inkontinenz verhindern und, wenn sie einmal entstanden ist, diesen Zustand bessern können. Außerdem wirken sie sich positiv auf den Energiehaushalt aus, weil sie die Energiezentren (Chakren) anregen und harmonisieren.

Anne Seidel ging es um die Qualität der Bewegungen im allgemeinen – und derjenigen des Beckenbodens im besonderen. Einfach nur »zusammenzupressen« und hölzerne Bewegungen auszuführen waren nicht ihre Sache. Ihr Ziel war das »Erspüren«, das »Hineinhorchen« in den Körper.

»Das Tun bringt dich zum Denken«, sagte sie immer wieder. Wie wirkt sich die Kontraktion der Muskeln des Beckenbodens auf den restlichen Körper aus? Welche feinen Nuancen können wir wahrnehmen? Sind diese bis in den Kopf, bis in das Gesicht hinein spürbar? »Alle Körperöffnungen reagieren zusammen. Wenn Sie Ihre Tränen unter Kontrolle halten wollen, müssen Sie Ihre Blase unter Kontrolle haben«, erklärte die Professorin.

Dieses Buch will Ihnen helfen und Sie dazu anregen, den Beckenboden auch im Alltag bewußt zu aktivieren. Das Einbeziehen des Beckenbodens bei der Arbeit mit der Muskelkette (siehe Kapitel 1, »Bodenkontakt«), der spielerische Umgang damit führt zu einem tieferen Verständnis der Ismakogie, und Erfolg und Freude an den Übungen lassen dann auch nicht lange auf sich warten!

Hertha Kolar, Wien

Teil 1

# Grundwissen über die Ismakogie

# 1 Was ist Ismakogie?

Die Ismakogie ist eine Bewegungslehre, die der Verbesserung der Haltung dient. Eine gute, anmutige Haltung erfordert Bewußtmachung: Wir müssen uns der Art, wie wir uns bewegen, bewußt werden, sowie auch unserer Haltung beim Sitzen, Stehen und Gehen. Natürlich spielt dabei auch der Beckenboden eine Rolle.

Bewegungslehre zur Verbesserung der Haltung

Die Ismakogie vermittelt Ihnen ein tieferes Verständnis der Funktionsweise Ihres Körpers, leitet Sie dazu an, den Unterschied zwischen richtiger und falscher Bewegung zu spüren, und hilft Ihnen außerdem, ein Gefühl dafür zu entwickeln, wie Sie Ihren Körper in Form halten können, indem Sie auf Ihre Haltung achten.

Tieferes Verständnis für die Funktionsweise des Körpers

Bei jeder Bewegung müssen die dafür vorgesehenen Muskeln benutzt werden. Dann entwickelt sich ein leichtes, müheloses Muskelspiel ohne unnötigen Kraftaufwand. Skelett und Muskeln können nur optimal zusammenarbeiten, wenn die Gelenke geschmeidig und die Muskeln fest sind.

Müheloses Muskelspiel

Wenn Sie dank der Ismakogie die Funktionsweise Ihres Körpers besser verstehen, werden Sie entdecken, wie Sie Ihren Körper im Alltag unterstützen können. Zunächst erlernen Sie die richtige Grundhaltung.

Falsches Sitzen

Das hilft Ihnen, den Unterschied wahrzunehmen zwischen aufrechtem Sitzen und einer Sitzhaltung, die eher einem »Hängen im Stuhl« gleichkommt. Sie werden erkennen, daß Sie sich durch falsches Sitzen buchstäblich selbst »im Wege sitzen«. Durch systematisch aufeinander aufbauende kleine Übungen, die den ganzen Körper einbeziehen, lernen Sie, sich richtig zu bewegen, und verbessern dadurch gleichzeitig Ihre Haltung.

Beschwerden wie Rückenschmerzen, Osteoporose, Muskelverspannungen durch Haltungsfehler

Die schlechte Gewohnheit einer falschen Haltung und einer ungünstigen Art, sich zu bewegen, schleicht sich unmerklich in unseren Alltag ein. Steife Gelenke und schwache Muskeln beeinträchtigen uns bei unseren täglichen Verrichtungen und erzeugen auf Dauer zwangsläufig Beschwerden, die von Rückenschmerzen – aufgrund falscher Belastung – bis hin zur Entkalkung der Knochen (Osteoporose) – aufgrund von Bewegungsmangel – reichen können. Auch Muskelverspannungen entstehen vielfach durch Haltungsfehler. So können Verspannungen der Nacken- und Schultermuskulatur durch eine falsche Kopfhaltung oder ständiges Hochziehen der Schultern verursacht werden oder dadurch, daß jemand nicht auf, sondern hinter seinen Sitzbeinhöckern sitzt, ohne sich dessen bewußt zu sein.

Atmung und Aktivität von Magen und Darm wird behindert

Aufgrund der Schwerkraft haben wir die Tendenz, in uns zusammenzusinken. Dies wirkt sich ungünstig auf unseren ganzen Körper aus: Sinkt der Rumpf in sich zusammen, werden Brust und Bauchhöhle zusammengedrückt. Dies behindert die Atmung und die Aktivität von Magen und Darm. Wenn Sie oft mit übereinandergeschlagenen Beinen dasitzen, werden Ihre Blutgefäße und Nerven abgeschnürt; eine schlechte Durchblutung und kalte Füße sind die Folgen.

# Bodenkontakt

Am Anfang ist aufrechtes Sitzen, ohne sich anzulehnen, meist nicht angenehm. Doch unsere Rückenmuskeln sind zusammen mit unseren Bauchmuskeln stark genug, um uns die Aufrechterhaltung eines dynamischen Gleichgewichts zu ermöglichen. Wir können dieses Bemühen zusätzlich unterstützen, indem wir die Füße fest auf den Boden stellen. Die Ismakogie nennt dies Bodenkontakt, was beinhaltet, daß die Füße das Fundament des Körpers bilden. Wenn Sie leicht mit den Füßen gegen den Boden federn, werden Sie feststellen, daß Ihnen dies hilft, in einer aufrechten Sitzhaltung zu bleiben. Diese leichte Bewegung unterstützt Ihren Rücken darin, nicht der Schwerkraft nachzugeben.

Bodenkontakt hilft, aufrechte Sitzhaltung zu halten

Wenn Sie mit den Füßen gegen den Boden federn und dadurch Ihren Bodenkontakt verstärken, spüren Sie, wie sich Ihre Muskeln nach oben hin leicht anspannen. Legen Sie die Hände auf die Oberschenkel, so merken Sie, daß sich Ihre Beinmuskeln anspannen, und ebenso deutlich nehmen Sie die Anspannung Ihrer Beckenbodenmuskulatur wahr. Es funktioniert aber auch umgekehrt: Beim Strecken des Nackens spüren Sie das Federn Ihrer Füße gegen den Boden. In der Ismakogie bezeichnen wir dies als die Muskelkette von unten nach oben und von oben nach unten.

Beckenboden-muskulatur

Muskelkette von unten nach oben und von oben nach unten

Ein guter Bodenkontakt wirkt sich positiv auf den ganzen Körper aus. Wenn Sie täglich üben, bewußt aufrecht zu sitzen, erlernen Sie allmählich ein neues Bewegungsmuster, das sich Ihrem Muskelgedächtnis (dem motorischen »Computersystem«) als eine neue Gewohnheit einprägt. Irgendwann werden Sie sich automatisch korrigieren, wenn Sie wieder einmal zusammengesunken auf dem Sofa sitzen oder über die Straße gehen.

## Ziel und Resultat

Harmonischer Wechsel zwischen Anspannung und Entspannung der Muskulatur

Das Ziel der Ismakogie ist ein harmonischer Wechsel zwischen Anspannung und Entspannung der Muskulatur. Wir sprechen von einer sanften Streckung und dem »Zurückfließenlassen« der Streckspannung zur Ruhespannung des Körpers.

Aktive Entspannung

Auf diese Weise können wir Spannung und Ruhe gleichzeitig erleben. Die Ismakogie wirkt aktiv entspannend und vereint so scheinbare Gegensätze. Sie ist am wirksamsten, wenn man das Erlernte im Alltag anwendet. Es macht wenig Sinn, jeden Morgen und Abend mit viel Mühe und Selbstdisziplin zehn Minuten lang Übungen zu absolvieren und den restlichen Tag in zusammengesackter Haltung zu verbringen. Statt dessen können wir ohne zusätzlichen Zeitaufwand den ganzen Tag lang üben, indem wir uns richtig bewegen. Sich auf eine angemessene, ökonomische Weise zu bewegen – ohne etwas erzwingen zu wollen oder sich unnötig anzuspannen –, ist eine Investition in unser eigenes Leben. Letztlich ist dies einer harmonischen Funktionsweise unseres Körpers förderlich – bis ins hohe Alter.

Entdeckungsreise durch den KÖrper

Die Praxis der Ismakogie ist eine Entdeckungsreise durch den Körper, die Suche nach einer besseren Art, sich zu bewegen, und gleichzeitig nach einer besseren Haltung. Der Weg zu diesem Ziel ist ebenso wichtig wie das Resultat.

# 2 Bewußte Bewegung ist die beste Bewegung

Präventives Üben fördert lustvolles Sexualleben

In jungen Jahren machen sich die wenigsten Menschen Gedanken über Beckenbodenübungen, weil sie mit allen möglichen anderen Dingen beschäftigt sind. Die Muskeln sind meist noch in guter Verfassung. Präventiv zu üben ist jedoch wichtig, um zu verhindern, daß in fortgeschrittenem Alter Beschwerden entstehen, und zudem fördert diese Art zu üben ein lustvolles Sexualleben. Außerdem leiden immer mehr junge Frauen unter Inkontinenz. Sehr wahrscheinlich ist die Ursache dafür in vielen Fällen eine schlechte Körperhaltung, denn eine zusammengesunkene Sitzhaltung hat ein Erschlaffen der Beckenbodenmuskulatur zur Folge.

Pränatales Vorbeugen

Geburten können den Beckenboden ebenfalls negativ beeinflussen. Deshalb ist es sinnvoll, schon in der Zeit vor der Geburt dieses potentielle Problem zu thematisieren und ein Gefühl dafür zu entwickeln, wie dieses Muskelgeflecht zusammenwirkt und wie wichtig es ist, die Beckenbodenmuskulatur in guter Verfassung zu halten. Sie werden sich dann auch Ihrer Art, sich zu bewegen, bewußt, und je bewußter Ihnen diese wird, desto klarer wird Ihnen die zentrale Bedeutung des Beckenbodens.

Wir alle wollen auf gute Weise alt werden, und viele sind auch bereit, dafür etwas zu tun. Wir wis-

Spazierengehen und Radfahren

sen, wie wichtig es ist, aktiv Sport zu treiben, um Osteoporose vorzubeugen. Je mehr wir unsere Muskeln gegen einen Widerstand trainieren, um so besser bleibt der Zustand der Knochen. Spazierengehen und Radfahren sind in dieser Hinsicht sehr nützlich. Doch bei den meisten Sportarten wird dem Beckenboden keinerlei Beachtung geschenkt, obwohl er eigentlich allergrößte Aufmerksamkeit erfordert. Wenn diese Muskeln erschlaffen, steigt das Risiko einer Harninkontinenz und einer Gebärmuttersenkung erheblich.

Tabuthema für ältere Leute

Für Angehörige der älteren Generation ist der Beckenboden möglicherweise noch immer ein Tabu. Doch auch in hohem Alter können Sie noch anfangen zu entdecken und zu spüren, daß körperliche Aktivitäten dem ganzen Körper zugute kommen. Dadurch können Sie verhindern, daß bereits existierende Beschwerden noch stärker werden, oder sogar eine Besserung bewirken. Selbst die Funktionsfähigkeit einer bereits erschlafften Beckenbodenmuskulatur kann durch Übungen verbessert werden.

Ein Leben lang üben – nicht angestrengt und mühsam, sondern spielerisch und graziös.

## Aktiv und doch entspannt

Das Fundament unseres Körpers

Wenn wir stehen, sind die Füße das Fundament unseres Körpers. Sitzen wir, fungiert auch der Beckenboden als Fundament. Dabei ist es wichtig, gut trainierte und geschmeidige Muskeln zu haben. Ebenso wichtig ist die Position der Füße und des Gesäßes.

Position der Füße und des Gesäßes

Der Stand der Füße wirkt sich positiv oder negativ

nach oben hin aus. Beispielsweise fällt bei schwachen, nach innen einknickenden Füßen auch der Körper in sich zusammen, besonders in der Mitte.

Position des Beckenbodens

Ebenso hat die Position des Beckenbodens Auswirkungen. Wie Sie auf Ihren Sitzbeinhöckern sitzen – dahinter, davor oder darauf –, hat weitreichende Folgen für die Beckenbodenmuskulatur, aber auch für die Wirbelsäule und die inneren Organe im Rumpf. Bei schlaffen Beckenbodenmuskeln neigen Sie dazu, in sich zusammenzusinken. Umgekehrt erschlafft bei zusammengesunkener Sitzhaltung die Beckenbodenmuskulatur – Beckenboden und Haltung beeinflussen einander gegenseitig. Es ist wichtig, daß wir nicht einfach der Schwerkraft nachgeben, sondern die Fundamente unseres Körpers aktiv unterstützen.

Beckenboden und Haltung beeinflussen einander gegenseitig

## Effizient bewegen

Die Ismakogie lehrt eine Folge von Übungen, die zunehmend intensiver und effizienter werden.

Es gibt unendlich viele Übungsvarianten, mit denen wir uns auf Entdeckungsreise in unseren Beckenboden und durch unseren ganzen Körper begeben können. Neben den Übungen speziell für den Beckenboden beschäftigen wir uns auch mit solchen für andere Körperregionen, beispielsweise für das Fußgewölbe oder für die Wirbelsäule; auch dadurch wird gleichzeitig der Beckenboden trainiert.

Entdeckungsreise durch unseren Körper

## Schwingen

Durch fließendes Anspannen und Lösen entsteht Schwingung

Ismakogie-Übungen bestehen nicht einzig und allein in der Anspannung bestimmter Muskeln. Das langsame Zurückfließenlassen oder Loslassen der Spannung ist ein ebenso wichtiger Teil. Es ist gut, dies zu üben. Durch fließendes Anspannen und Lösen der Muskelspannung entsteht im Körper eine sanfte Schwingung. Auch bei der Beckenbodenmuskulatur üben wir dieses sanfte Anspannen und Lösen.

# Die Vorteile der Ismakogie

Kaum zusätzlicher Zeitaufwand

Übungen in Alltag integrieren

Der große Vorteil der Ismakogie ist, daß sie wenig Mühe kostet und kaum zusätzlichen Zeitaufwand erfordert. Bei Ismakogie-Übungen sind Sie nicht gezwungen, regelmäßig ein striktes Übungspensum auszuführen. Sie können die Übungen in Ihren Alltag integrieren, beispielsweise wenn Sie im Supermarkt an der Kasse, an einer Bushaltestelle oder anderswo in einer Schlange stehen. Da in unserer Zeit wohl jeder einen übervollen Terminkalender hat, ist dies eine sehr zeitgemäße Übungsform.

Achten auf richtiges Sitzen und Stehen

Sport zu treiben ist eine gute Sache, aber wenn Sie die restliche Zeit in zusammengesunkener Haltung sitzen, hilft Ihnen der Sport auch nicht viel. Achten Sie hingegen einfach ständig auf richtiges Sitzen und Stehen, können Sie dadurch eine ganze Menge bewirken. Selbst eine so simple Bewegung wie das Anheben des kleinen Fingers kann erstaunliche Veränderungen zur Folge haben.

Suchen Sie sich eine Übung aus, die Ihnen zusagt,

und genießen Sie die Bewegung Ihres Körpers. Ismakogie bedeutet, zu genießen, was geschieht. Sie werden immer stärker wahrnehmen, was in Ihrem Körper vor sich geht, besonders wenn Sie eine Übung mehrmals ausführen. So können Sie Ihre Lebensqualität durch Ismakogie erstaunlich verbessern.

Ismakogie bedeutet zu genießen, was geschieht

Lebensqualität durch Ismakogie verbessern

## Kleine Übung – große Wirkung

Wenn Sie die Wirkungsweisen der Ismakogie-Übungen erst einmal gelernt haben, können Sie beim Üben die Bewegungen immer mehr verkleinern, bis sie äußerlich nicht mehr zu erkennen sind. So erzielen Sie die gleiche, wenn nicht sogar cine noch größere Wirkung. Sie können fast unsichtbar üben: im Auto, an der Ampel, im Stau, während der Arbeit, sowohl im Sitzen als auch im Stehen. Anfangs ist es wichtig, sich beim Üben zu konzentrieren und die Gedanken nicht schweifen zu lassen, und beim Ausführen der tatsächlichen Übungen bleibt dies auch weiterhin wichtig. Doch nach und nach wird sich das unsichtbare Üben während alltäglicher Beschäftigungen immer stärker automatisieren.

Fast unsichtbar Üben

So können Sie Ihre Muskeln ohne große Mühe bis ins hohe Alter in guter Verfassung halten. Außerdem werden Ihre Bewegungen durch diese Art des Übens anmutig, leicht und locker.

Ihre Bewegungen werden anmutig, leicht und locker

## Keine verlorene Zeit

Ismakogie ist unabhängig von Zeit, Ort und Alter. Sie können sie überall und jederzeit praktizieren, wo immer Sie sind und was immer Sie tun, ganz gleich, ob Sie zwanzig oder achtzig Jahre alt sind. Wir zum Beispiel haben beim Schreiben dieses Buches ständig Beckenbodenübungen ausgeführt!

## Im Bett genießen

Kein lästiges Pflichtprogramm

Wenn Sie jeden Tag zehn Minuten lang gezielt Übungen ausführen, führt das natürlich zu noch besseren Resultaten. Das braucht kein lästiges Pflichtprogramm zu sein; beispielsweise ist es morgens im Bett sehr angenehm zu üben. Außerdem spüren Sie im Liegen sehr gut, welche Muskelgruppen Sie anspannen und wie Ihr restlicher Körper darauf reagiert. So merken Sie etwa, daß sich die Lendenwirbel in die Matratze drücken, wenn Sie die Fersen vom Körper wegstrecken, und daß sich Ihre Bauch- und Beckenbodenmuskeln anspannen. Die Muskelkette verläuft von den Fersen durch die Beine hoch zum Beckengürtel. Bewegen Sie sich langsam und fließend, und werden Sie sich der Reaktionen in Ihrem Körper bewußt.

Differenziert in der Mitte des Beckenbodens arbeiten

Beim Anspannen der Ringmuskeln um die Vagina brauchen Sie nicht die Gesäßbacken zusammenzukneifen. Es ist wirksamer, differenziert in der Mitte des Beckenbodens zu arbeiten.

Mit der Zeit werden Sie immer mehr Reaktionen in Ihrem Körper spüren, und das Üben wird Ihnen immer mehr Freude machen. Je mehr Sie üben, um so mehr werden Sie das Üben genießen.

# 3 Die Kraft des Beckenbodens

Der Beckenboden ist das Fundament unseres Körpers. Dieses Fundament besteht aus einem Geflecht von Muskeln, die einander überlappen und sich dadurch gegenseitig stützen. Sie bilden zwischen den Knochen der Hüftbeine eine Art »Hängematte«, die das Becken abschließt. Die Öffnungen in diesem Geflecht sind außerdem von einem System von Ringmuskeln umgeben. Durch ein wenig Übung können wir lernen, diese Ringmuskeln bewußt wahrzunehmen und zu beeinflussen.

Beckenboden als Fundament unseres Körpers

System von Ringmuskeln

Die Kraft des Beckenbodens basiert auf diesem Muskelgeflecht, wobei die Öffnungen die Schwachstellen bilden. Aufgrund des Harnröhrenausgangs, der Vagina und des Anus sind die Beckenbodenmuskeln verletzlich. Die relativ große Vaginaöffnung ist der größte Schwachpunkt, doch ist mit dieser Öffnung andererseits auch ein Vorteil verbunden: Frauen fällt es leichter, die Muskeln in der Mitte des Beckenbodens hochzuziehen, weil sie diesen Bereich so deutlich spüren. Sie haben buchstäblich in der Mitte des Beckenbodens einen Zugang: die Vagina.

Öffnungen bilden Schwachstellen

Vaginaöffnung als Schwachpunkt

## Muskeln und Gelenke

Muskeln, die nicht trainiert werden, erschlaffen

Die meisten Muskeln haben die Aufgabe, die Gelenke zu bewegen; sie werden bei jeder Bewegung aktiv eingesetzt. Weil die Beckenbodenmuskeln keine Gelenke bewegen, werden sie weniger stark trainiert, und alle Muskeln, die nicht ausreichend trainiert werden, erschlaffen im Laufe der Zeit.

Wenn man die Muskulatur des Beckenbodens in guter Verfassung halten will, reicht es nicht aus, die Ringmuskeln des Beckenbodens zu trainieren, sondern man muß auch die umliegenden Muskeln kräftigen.

### Der aktive Beckenboden

Eine feste Beckenbodenmuskulatur verhindert Inkontinenz

Mehr Freude beim Sex

Eine feste Beckenbodenmuskulatur verhindert Inkontinenz oder kann, wenn dieses Leiden bereits besteht, Abhilfe schaffen. Die Beckenbodenmuskeln unterstützen und entlasten zudem die Wirbelsäule, und nicht zuletzt verhelfen gut trainierte Beckenbodenmuskeln zu mehr Freude beim Sex. Natürlich spielen in einer guten Sexualbeziehung nicht nur perfekte »technische« Voraussetzungen eine Rolle, doch wenn Sie sich der Muskeln im Beckenbereich generell bewußter sind, kommt das Ihrer Selbstwahrnehmung ebenso wie der Wahrnehmung Ihres Partners zugute und steigert allgemein das Empfinden.

## Das innere Korsett

Bei fast allen Beckenbodenübungen trainieren Sie gleichzeitig Ihre Bauch- und Gesäßmuskeln. In unseren Kursen bezeichnen wir dies als imaginäres inneres Korsett: Unten sorgen die Beckenbodenmuskeln, vorn die Bauchmuskeln und an der Rückseite die Gesäßmuskeln dafür, daß die Figur in Form bleibt. Schon allein durch bewußtes Geradesitzen können Sie alle diese Muskelgruppen kräftigen, ohne daß irgend jemand etwas davon merkt.

Imaginäres inneres Korsett

## Ein »wasserdichter« Verschluß

Eine feste Beckenbodenmuskulatur stützt die Organe in der Bauchhöhle und schließt das Becken mit Hilfe der Ringmuskeln nach unten ab: Sie sorgen für einen »wasserdichten« Verschluß – zumindest, wenn sie ihre Funktion richtig erfüllen. Außerdem garantieren sie eine gute Durchblutung in diesem Bereich, was dem Darm, der Blase, der Gebärmutter und den Eierstöcken zugute kommt.

## Und noch mehr ...

Die Beckenbodenmuskulatur steht in enger Beziehung zu den Fuß- und Mundbodenmuskeln. Wenn Sie später kein Doppelkinn bekommen wollen, sollten Sie deshalb Ihren Beckenboden trainieren. Beim Zusammenziehen der Beckenbodenmuskeln können Sie spüren, wie sich Ihre Wangenmuskeln anspannen.

Beckenbodentraining gegen Doppelkinn!

Die Übungen wirken wie ins Wasser geworfene Kiesel: Ihre Wirkung breitet sich wellenförmig immer weiter aus, nach oben bis ins Gesicht, nach unten bis in die Füße.

## Die außergewöhnliche Konstruktion des Beckenbodens

### Beckengürtel

Der Beckengürtel besteht aus den beiden Hüftbeinen, dem Kreuzbein und dem Steißbein.

Das Kreuzbein und die Hüftbeine sind durch ein fast unbewegliches Gelenk miteinander verbunden, das Iliosakralgelenk (Kreuzbein-Darmbein-Gelenk), das bei vielen Menschen Beschwerden verursacht.

Iliosakralgelenk

Die Hüftbeine bestehen jeweils aus drei miteinander verwachsenen Knochen: dem Darmbein, dem Sitzbein und dem Schambein. Die beiden Schambeine sind durch einen Knorpel miteinander verbunden, die Schambeinfuge oder Symphyse (durch die ein geringfügiger Bewegungsspielraum entsteht).

Der obere Teil des Darmbeins – dies ist das große Becken – stützt die Bauchorgane.

Das kleine Becken setzt sich aus dem unteren Teil des Darmbeins, dem Sitzbein und dem Schambein zusammen. Dort befinden sich unter anderem die Blase, der Enddarm und die inneren Geschlechtsorgane.

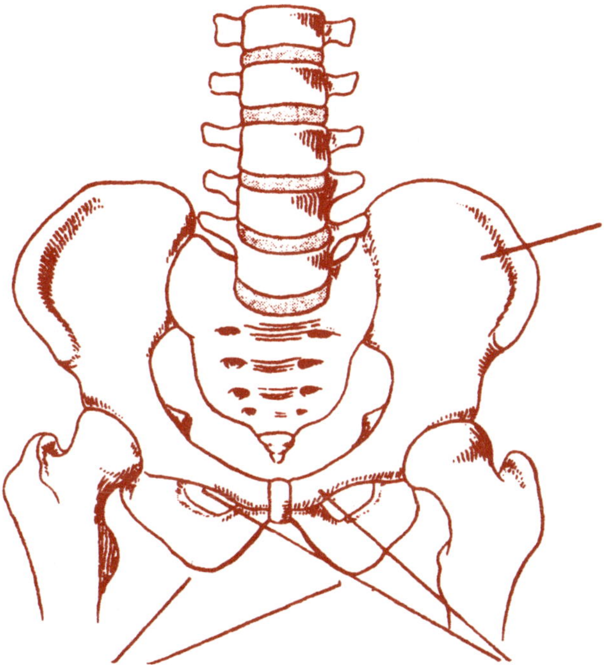


Der Beckenboden befindet sich an der Unterseite des kleinen Beckens.

Der Beckengürtel bildet die Verbindung zwischen Beinen und Oberkörper. Bei Beckenbodenübungen sind Wirbelsäule und Hüftgelenk an den Bewegungen beteiligt, und umgekehrt werden bei Wirbelsäulenübungen Hüftgelenk und Beckenboden beeinflußt. Letztlich wird der gesamte Körper in die Arbeit einbezogen, also auch Gesäß, Bauch und Oberschenkel.

Der gesamte Körper wird in die Arbeit einbezogen

## Beckenboden

Die Muskeln, die Ihren Beckenboden nach unten verschließen, bilden sozusagen eine Hängematte. Auf dieser ruhen die unteren Bauchorgane, beispielsweise die Blase, die inneren Geschlechtsorgane und der Enddarm.

Die Schwachstellen dieses Muskelgeflechts sind, wie wir bereits gesehen haben, die Öffnungen, die sich darin befinden: der Harnröhrenausgang, der Anus und bei Frauen die Vagina, eine relativ große Öffnung.

Beckenbodenmuskeln erschlaffen durch Schwerkraft und Bauchinhalt

Schwerkraft und Bauchinhalt drücken permanent auf die Beckenbodenmuskeln, und dadurch erschlaffen sie allmählich. Deshalb wird es mit zunehmendem Alter immer wichtiger, diese Muskeln täglich zu trainieren.

Hämorrhoiden

Viele Menschen leiden unter Hämorrhoiden. Dies sind erschlaffte, ausgesackte Blutgefäße, die am After außen und innen auftreten können. Übungen für den Bereich des After-Schließmuskels, einen Teil des Beckenbodens, beeinflussen die Durchblutung dieser Blutgefäße positiv und festigen ihre Wände.

Die untersten Beckenbodenmuskeln sind der *Musculus levator ani*, der *Musculus coccygeus* und das *Diaphragma pelvis*. Aufgabe des *Musculus levator ani* ist, Anus, Vagina und Harnröhre zu verschließen. Er sorgt hinten am Anus für zusätzliche Unterstützung. Anus und Harnröhrenausgang sind von einem ringförmigen, willentlich beeinflußbaren Schließmuskel umgeben, so daß man sie nach Bedarf öffnen oder verschließen kann.

Zweiter Verschlußmechanismus bei Frauen

Bei Frauen ist im vorderen Bereich des Beckenbodens ein zweiter Verschlußmechanismus notwendig, das *Diaphragma urogenitalis,* das der Vagina und dem Harnröhrenausgang zusätzlichen Halt gibt. Schräg seitlich verläuft der *Musculus periformis.*

Um den Beckengürtel in der richtigen Position zu halten, erzeugen die Rücken- und Gesäßmuskeln auf der Rückseite des Körpers und die Bauchmuskeln auf seiner Vorderseite eine gegeneinanderwirkende Muskelspannung. Der Schwachpunkt dieses Systems ist, daß Bauch- und Gesäßmuskeln zum Erschlaffen neigen, während die Rückenmuskeln sich eher verkürzen. Um diesen Tendenzen entgegenzuwirken und zwischen den auf der Vorder- und Rückseite des Körpers wirkenden Kräften einen Ausgleich zu schaffen, müssen die Bauch- und Gesäßmuskeln gekräftigt und die Rückenmuskeln regelmäßig gedehnt werden.

Bauch und Gesäßmuskeln neigen zum Erschlaffen

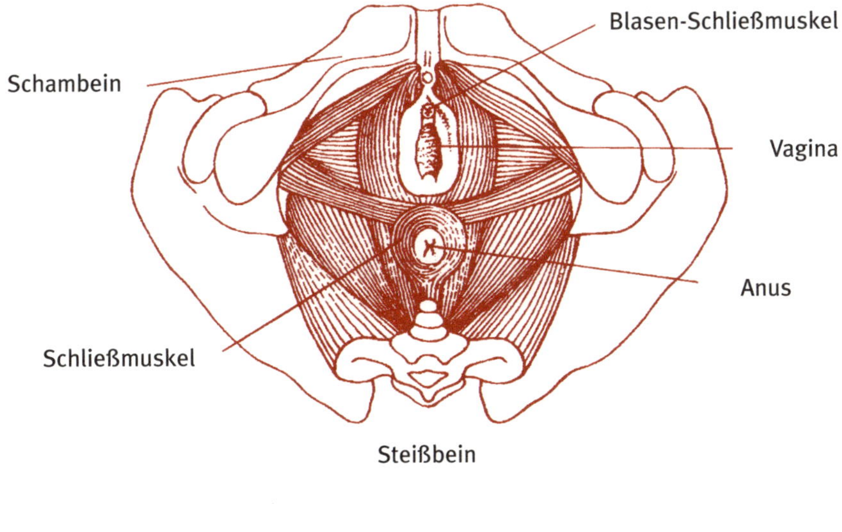

TEIL 2

# Praktische Übungen

# 4 Atmung

Wenn Sie Beckenbodenübungen ausführen, müssen Sie beim Anspannen der Muskeln **aus**atmen. Dadurch hebt sich das Zwerchfell, der Bauch wird flacher, und der Druck in der Bauchhöhle wird verringert.

Das Umgekehrte geschieht beim Einatmen. Das Zwerchfell sinkt nach unten, um der Brusthöhle mehr Raum zu geben. Die Bauchdecke schiebt sich nach vorn, und der Druck auf den Beckenboden wird größer. Das ist natürlich beim Drücken oder Pressen nützlich, aber bei dieser Übung nicht erwünscht.

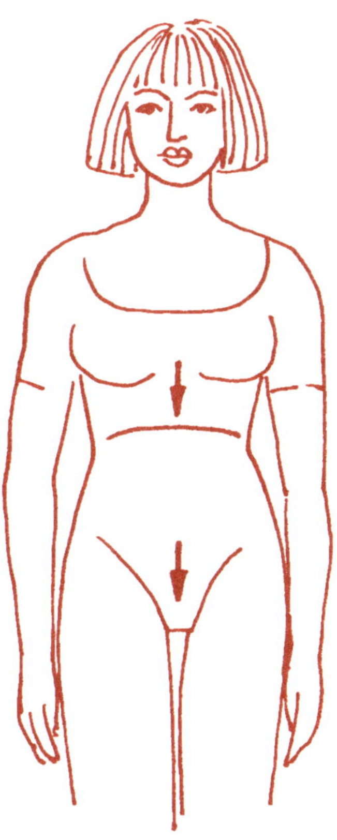

Es ist also nur logisch, daß wir beim Anspannen und Hochziehen des Beckenbodens ausatmen.

Wenn wir ausatmen, hebt sich mit dem Zwerchfell gleichzeitig auch der Beckenboden, das Fußgewölbe und sogar der Mundboden!

Nicht nur bei Beckenbodenübungen legen wir Wert auf aktives Ausatmen. Bei den meisten Ismakogie-Übungen gilt das Prinzip: durch bewußtes Zusammenziehen der Rippen und Herunterziehen der Schultern lang und schmal werden, damit die Brusthöhle kleiner wird. Also keinesfalls entspannt zusammensinken und der Schwerkraft nachgeben.

Dies ist die Logik des Weitwerdens beim Einatmen und des Schmalwerdens beim Ausatmen.

Bei langsamen Übungen atmen Sie aus, während Sie die Muskeln anspannen. Lassen Sie die Muskelspannung dann langsam zurückfließen, haben Sie alle Zeit der Welt, um ruhig einzuatmen.

Bei den schnellen Übungen atmen Sie ruhig ein und aus.

Die Logik dieses Prinzips läßt sich in den folgenden Übungen gut spüren.

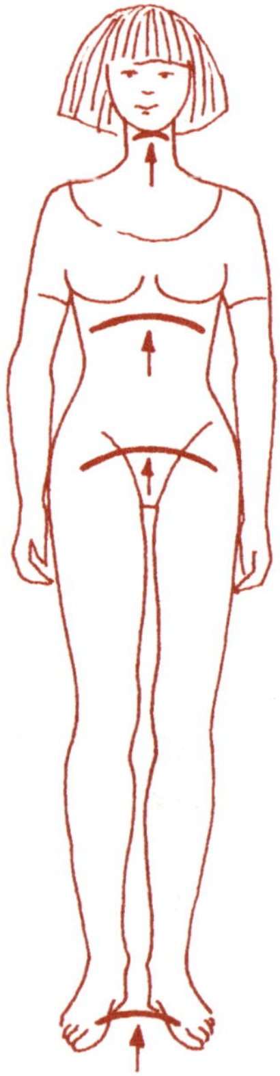

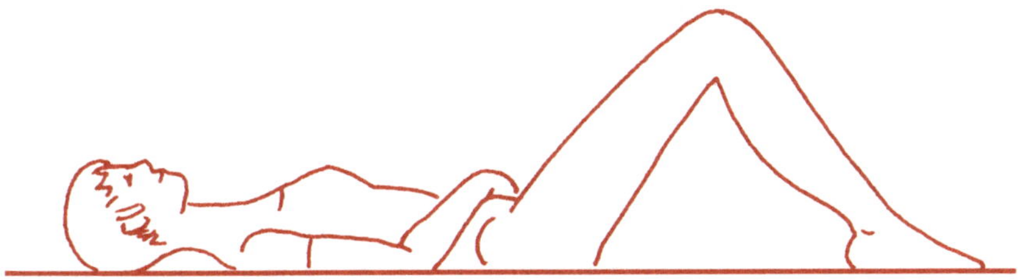

## Übung 1

Wenn Sie in Rückenlage mit angewinkelten Beinen auf dem Boden liegen, spüren Sie die Bauchbewegung deutlich.

Legen Sie Ihre Hände auf den Bauch, und fühlen Sie, wie sich der Bauch beim Einatmen wölbt und wie er beim Ausatmen flacher wird. Versuchen Sie zu spüren, ob sich auch Ihr Beckenboden beim Ausatmen anspannt und ob die Bewegung beim Einatmen zurückfließt.

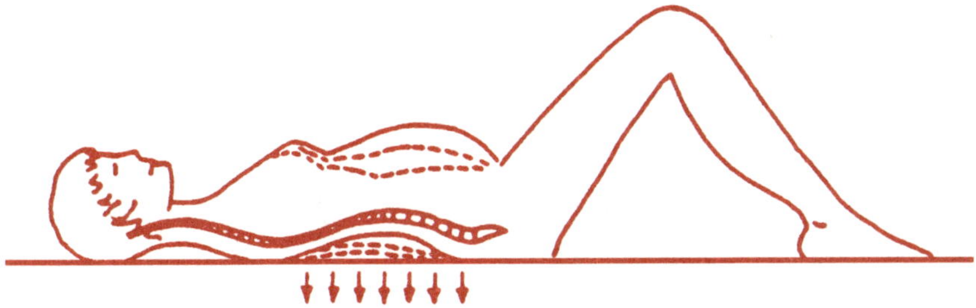

## Übung 2

Drücken Sie Ihre Lendenwirbel beim Ausatmen in Richtung Boden, und spüren Sie die daraufhin in der Muskulatur einsetzende Kettenreaktion. Versuchen Sie, die Muskelkette zu spüren, die durch Ihren Körper abwärts verläuft und Bauchmuskeln, Beckenbodenmuskeln, Gesäßmuskeln, Oberschenkelmuskeln, Wadenmuskeln und Fußmuskeln einschließt.

Nach oben hin spüren Sie den Verlauf der Muskelkette durch die Brust- und Rückenmuskulatur, durch die Nacken- und Schultermuskeln und bis in die mimischen Muskeln des Gesichts.

Atmen Sie ruhig weiter, und fahren Sie mit der Bewegung fort. Ein Festhalten der Muskeln hat Festhalten der Atmung zur Folge, und das ist hier nicht gemeint. Sich fließend und langsam zu bewegen bedeutet, beim Ausatmen die Muskeln anzuspannen und die Spannung beim Einatmen zurückfließen zu lassen.

Spüren Sie die sanften Wellenbewegungen, die Ihren Körper im Rhythmus Ihres Atmens durchfließen.

## Übung 3

Stellen Sie sich vor, Sie drücken mit den Händen einen Ballon gegen Ihren Bauch. Ihre Bauchmuskeln spannen sich, und Ihr Bauch wird flacher. Spüren Sie, daß sich Ihre Beckenbodenmuskeln ebenfalls anspannen. Es ergibt sich von selbst, dabei auszuatmen. Denn wenn sich das Zwerchfell hebt, kann sich die Bauchdecke zurückbewegen. Außerdem werden Sie spüren, daß sich zusammen mit der Bauchdecke auch die Lendenwirbel zurückbewegen.

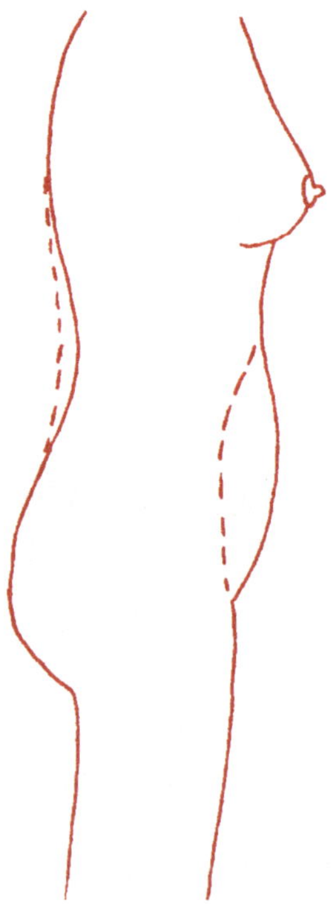

Durch Strecken der Wirbelsäule werden Sie länger, durch Zusammenziehen der Rippen schmaler. Statt also zu erschlaffen und zusammenzusinken, werden Sie bei jedem Ausatmen lang und schmal.

Diese Übung können Sie im Sitzen, Liegen und Stehen ausführen.

# 5 Füße

Bei Beckenbodenübungen sind die Füße und ein guter Stand der Füße wichtig.

Man kann sich die Füße als eine schwingende Brückenkonstruktion vorstellen: mit drei Stützpunkten (Bodenkontaktpunkten) und zwei Gewölben, dem Kleinen Fußgewölbe (Quergewölbe) und dem Großen Fußgewölbe (Längsgewölbe).

In der Ismakogie haben wir diesen Stützpunkten Namen gegeben: Hinten außen an der Ferse befindet sich der *Fersenkontaktpunkt;* vorn im Fußballen unter dem Großzehengrundgelenk ist der *Großzehenkontaktpunkt* und unter dem Kleinzehengrundgelenk der *Kleinzehenkontaktpunkt.* Wenn Sie die Zehen hochziehen und den Fußballen gegen den Boden drücken, spüren Sie die vorderen Kontaktpunkte.

Das Gewicht des Körpers ruht auf dem Außenrand des Fußes und auf diesen drei Bodenkontaktpunkten des Skeletts. Sie verhelfen uns zu Stabilität und Gleichgewicht.

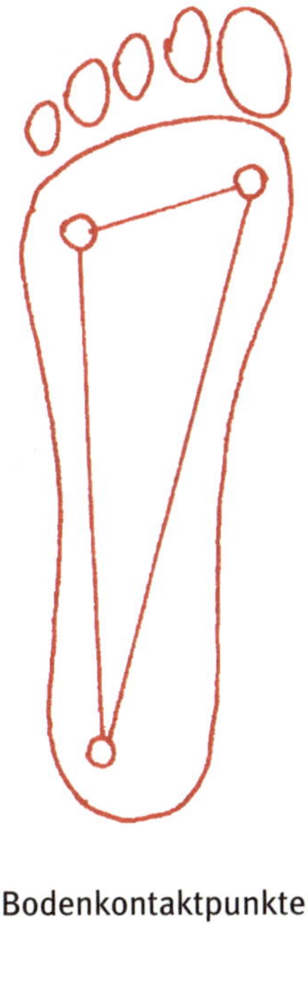

Bodenkontaktpunkte

## Übung

Schwingen Sie sanft zwischen den vorderen Kontaktpunkten und dem hinteren Kontaktpunkt hin und her, und erspüren Sie, welche Reaktionen dies in Ihrem ganzen Körper und in Ihrem Beckenboden hervorruft.

Der Innenrand des Fußes berührt den Boden nicht. Dies verhindert das *Fußlängsgewölbe.*

Zwischen dem Großzehenkontaktpunkt und dem Kleinzehenkontaktpunkt befindet sich ein weiteres kleines, kaum sichtbares Gewölbe, das *Quergewölbe.*

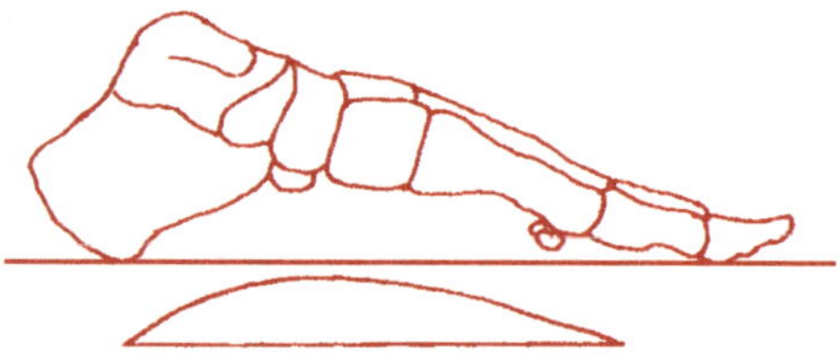

Großes Fußgewölbe
(Längsgewölbe)

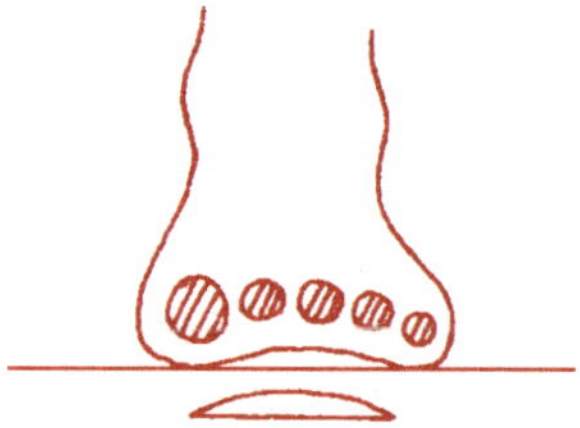

Kleines Fußgewölbe
(Quergewölbe)

Bei gutem Stand der Füße stehen alle Kontaktpunkte stabil auf dem Boden. Dadurch bilden die Fußgewölbe eine Art Brücke, eine federnde Konstruktion in Ihren Füßen. Dies ist für das Laufen sehr wichtig, weil Ihr Kopf dadurch vor Stößen geschützt wird, die über die Wirbelsäule nach oben weitergeleitet werden.

Auch die Fußstellung ist wichtig. Wenn Sie die Fersen nebeneinander stellen, verschließen Sie den Beckenboden. Sitzen Sie mit auswärts gedrehten Fersen, spüren Sie, daß der Beckenboden nicht gut verschlossen ist. Kleine Kinder sitzen so auf dem Töpfchen.

Beobachten Sie, wie sich Ihr Beckenboden verändert, je nachdem, ob Ihre Fersen nebeneinanderstehen oder voneinander entfernt sind. Der

Beckenboden, der Mundboden und die Fußgewölbe sind horizontale Muskelkonstruktionen, die einander sowohl negativ wie auch positiv beeinflussen können.

## Fußübungen, die im Beckenboden deutlich spürbar sind

### Übung 1

Nehmen Sie die richtige Sitzhaltung ein (siehe Kapitel 7).

Lassen Sie die Fersen auf dem Boden stehen, und rollen Sie die Zehen so weit wie möglich ein.

Fahren Sie damit fort, und spüren Sie, wie die Bauchmuskeln und die Beckenbodenmuskeln mitarbeiten.

Diese Übung ist vor allem bei Senkfuß sehr nützlich, da sie die Muskeln der Fußsohlen kräftigt.

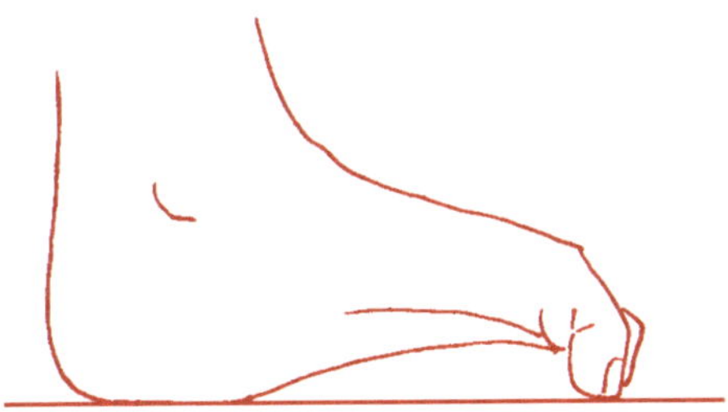

## Übung 2

Fußsohlen (vor allem das Längsgewölbe) und Beckenboden beeinflussen einander. Eine sehr gute Übung, die auf diese Verbindung eingeht, ist das Anheben des Längsgewölbes. Manchmal gelingt dies nicht. Doch wenn Sie die Zehen nach oben ziehen, hebt sich automatisch auch das Längsgewölbe, und der Beckenboden spannt sich an.

Sie können diese Übung im Sitzen oder im Stehen ausführen.

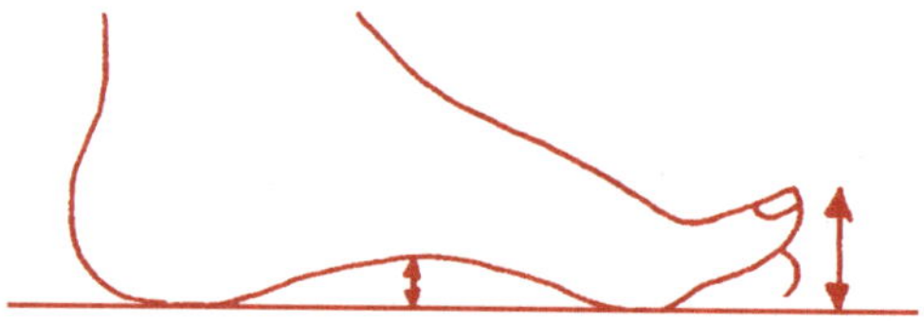

# 6 Hände und Handkontaktpunkte

In den Händen finden Sie die gleichen drei Kontaktpunkte wie in den Füßen: je einen schräg unten in der Handfläche, unter dem kleinen Finger und unter dem Zeigefinger (also nicht unter dem Daumen).

Bei sehr vielen Übungen benutzen wir nicht nur die Kontaktpunkte der Füße, sondern auch die der Hände, indem wir sie gegen einen imaginären Widerstand drücken. Dadurch wird die Wirkung der Übung nach oben verstärkt.

Wenn Sie mit der Ismakogie schon etwas vertrauter sind, spüren Sie, daß auch die vorderen Kontaktpunkte der Füße gegen den Boden gedrückt werden, während Sie die beiden oberen Kontaktpunkte der Hände gegen einen imaginären Widerstand drücken. Wenn Sie die Kontaktpunkte Ihrer Hände mit Kraft gegeneinander drücken, als würden Sie einen imaginären Gegenstand zusammenpressen, spüren Sie, daß sich auch Ihre Beckenbodenmuskeln anspannen.

Beim Trainieren der verschiedenen Ringmuskeln im Beckenboden können Sie die Wirkung der Übung durch den kleinen Finger, dem Mittelfinger oder dem Zeigefinger verstärken. Darauf werden wir später näher eingehen.

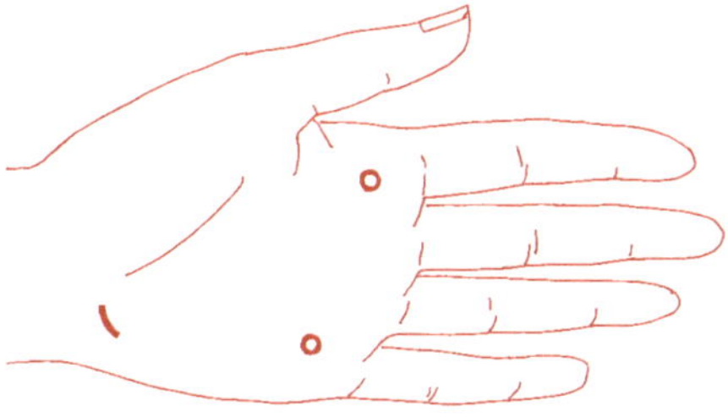

# 7 Haltungen

## Sitzen

Schon allein durch eine gute Sitzhaltung können Sie verhindern, daß Ihr Beckenboden erschlafft.

Eine aufrechte Sitzhaltung wirkt nicht nur positiv auf Ihr äußeres Erscheinungsbild, sondern auch auf die Funktion Ihrer inneren Organe.

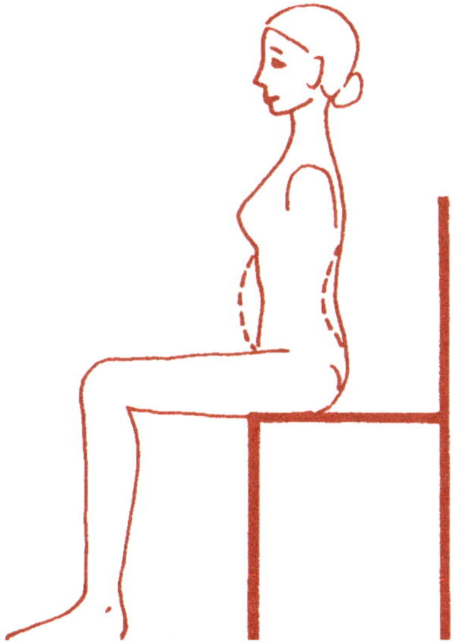

Wenn die Bauchmuskulatur zu schwach ist und die Rückenmuskeln stark verspannt sind, ist das Gleichgewicht der Muskelkräfte im Rumpf gestört, denn es erfordert ein ausgewogenes Verhältnis zwischen Rücken- und Bauchmuskeln.

Setzen Sie sich vorn auf einen Stuhl. Dies ist bei Übungen die ideale Sitzhaltung, weil so die Muskelkette nicht behindert wird. Da die Oberschenkel in dieser Position nicht durch die Stuhlkante blockiert werden, ist es leichter, Beckenbodenübungen auszuführen.

Fuß und Unterschenkel, Unterschenkel und Oberschenkel, Oberschenkel und Rumpf sowie Hals und Kinn bilden jeweils einen Winkel von 90 Grad.

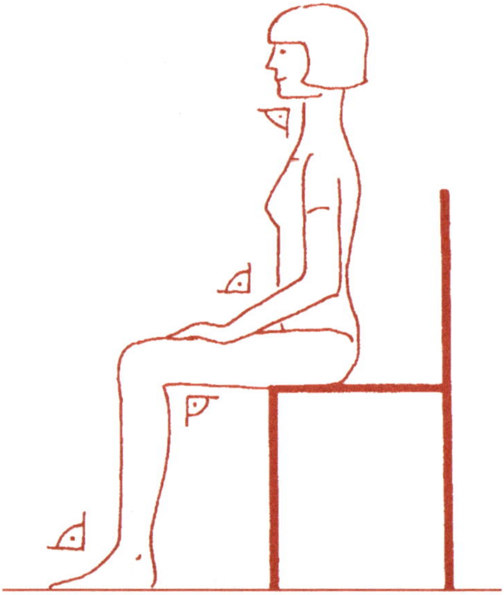

Die Füße unterstützen die Wirbelsäule in ihrer aufrechten Haltung, so daß im Körper keine Blockaden entstehen.

Die Stellung der Füße ist wichtig für das Hüftgelenk und den Beckenboden. Es wirkt sich sehr unterschiedlich aus, ob die Füße parallel stehen oder ob die Vorfüße bzw. die Fersen nach außen gedreht sind.

Wenn Sie die Hände seitlich neben das Hüftgelenk legen und die Fersen voneinander wegdrehen, spüren Sie, daß sich der Beckenboden öffnet. Drehen Sie dann die Fersen wieder zueinander, spüren Sie, daß sich der Beckenboden schließt. Kleine Kinder, die auf dem Töpfchen sitzen, bringen automatisch die Knie zusammen und drehen die Fersen auseinander, weil dadurch der Beckenboden geöffnet wird und sich das Geschäft leichter erledigen läßt.

Wenn Sie ständig mit nach außen gedrehten Fersen dasitzen, erschlafft Ihr Beckenboden. Außerdem gehen Ihre Gesäßbacken buchstäblich in die Breite: Sie fallen auseinander.

Überprüfen Sie einmal Ihre Sitzhaltung:

Wenn Sie die Fersen sanft zueinander hinfedern lassen, trainieren Sie dadurch automatisch Ihre Beckenbodenmuskulatur darin, sich anzuspannen und sich zu schließen.

Überprüfen Sie nun, ob Sie **auf** Ihren Sitzbeinhöckern sitzen. Die Sitzbeinhöcker sind zwei Knochen in Ihren Gesäßbacken. Sie heißen nicht ohne Grund Sitzbeinhöcker: Sie sind dazu da, darauf zu sitzen.

Wenn Sie eine Hand unter Ihre rechte Gesäßbacke legen, können Sie den rechten Sitzbeinhöcker ertasten. Verfahren Sie mit dem linken Höcker auf die gleiche Weise. Sitzen Sie richtig auf Ihren Sitzbeinhöckern, bilden Bauch und Oberschenkel einen rechten Winkel.

Von der Seite betrachtet ist Ihr Sitzbeinhöcker ein V-förmiges Knochenstück. Sitzen Sie nun auf dem hinteren Teil der Fläche, die das V bildet, mit rundem, durchhängendem Rücken, werden Ihre Beckenbodenmuskeln geschwächt. Sitzen Sie hingegen auf dem vorderen Teil des Vs, so belasten Sie den schwächeren Teil, und Blase und Bauchinhalt drücken mit ihrem Gewicht zusätzlichen auf den Beckenboden.

Setzen Sie sich bewußt auf die Spitze Ihrer Sitzbeinhöcker, und schwingen Sie ganz sanft vor und zurück. Spüren Sie, daß sich die Beckenbodenmuskeln schon bei geringer Belastung leicht anspannen, wenn Sie genau auf den Höckern sitzen.

Schaukeln Sie sanft vor und zurück, und spüren Sie bei jedem Zurückschaukeln, wie sich auch die Beckenbodenmuskeln anspannen (siehe Illustration auf der nächsten Seite).

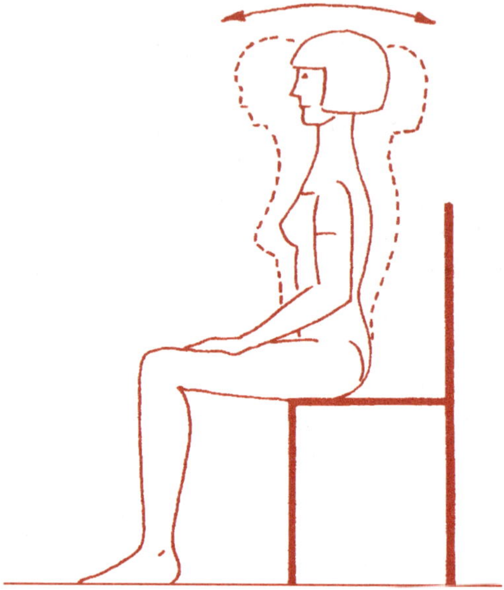

Schaukeln

Sie erhalten die wunderbare Gelegenheit, den ganzen Tag lang Ihre Beckenbodenmuskeln trainieren zu können, indem Sie einfach richtig sitzen. Wenn Sie an eine krumme, vorgebeugte oder an eine zurückgelehnte, zusammengesunkene Sitzhaltung gewöhnt sind, muß sich Ihr Rücken an die neue Haltung erst gewöhnen. Erzwingen Sie nichts, sondern entwickeln Sie diese neue Art zu sitzen ganz allmählich.

## Die ideale Arbeitshaltung

Eine angenehme Abwechslung ist auch, mit den Füßen in Schrittstellung zu sitzen. Das gibt Ihnen eine bessere Unterstützung, wenn Sie sich vor- und zurückbewegen, was vor allem bei sitzenden Berufen oft der Fall ist. Beim Sitzen in Schrittstellung ist die Mitte des Beckenbodens und der gesamte Körper besser unterstützt.

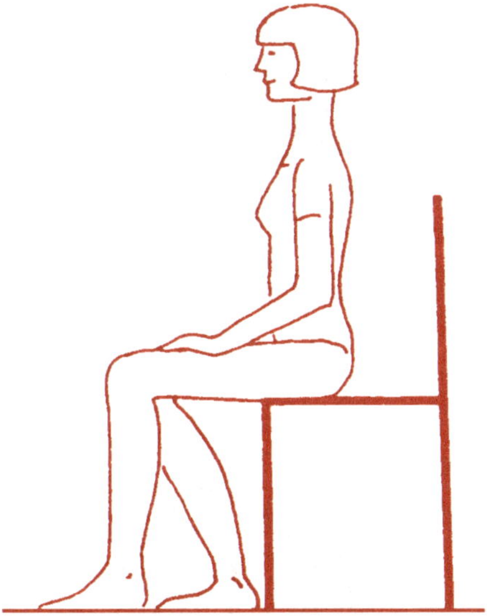

## Übung 1

Nehmen Sie die richtige Sitzhaltung ein.

Bewegen Sie die Sitzbeinhöcker aufeinander zu. Das ist zwar im Grunde nicht möglich, aber Sie können spüren, daß die Gesäßmuskeln sich anspannen, der Beckenboden sich hebt und die Bauch- und Beinmuskeln sich mitbewegen. Außerdem gelangen Sie auf diese Weise in eine leichte Streckung, die Fußkontaktpunkte federn gegen den Boden, und die Wirbelsäule streckt sich. Sogar die Gesichtsmuskeln sind an dem gesamten Vorgang beteiligt.

Verfolgen Sie gedanklich die Bewegungen der Muskelkette mit. Beginnen Sie bei den Sitzbeinhöckern und den dazwischenliegenden Muskeln. Vergleichen Sie das Ganze mit einem Steinchen, das ins Wasser fällt und zunehmend größer werdende Wellenkreise erzeugt.

Sie können die Übung intensivieren, indem Sie gleichzeitig Ihre Handflächen aufeinander zufedern lassen, als drückten Sie einen Ballon zusammen.

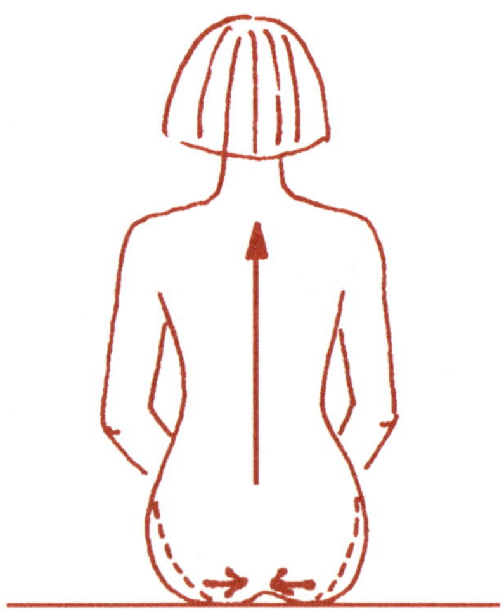

## Übung 2

Nehmen Sie die richtige Sitzhaltung ein.

Lassen Sie die Innenseiten der Fersen aufeinander zufedern, ohne die Füße zu verschieben – diese sind sozusagen am Boden festgeklebt.

Sie spüren dann, daß sich die Muskeln an der Innenseite der Beine bis in den Beckenboden hinein und weiter hinauf anspannen.

Sie können diese Übung noch verstärken, indem Sie die »Handfersen« aufeinander zufedern lassen.

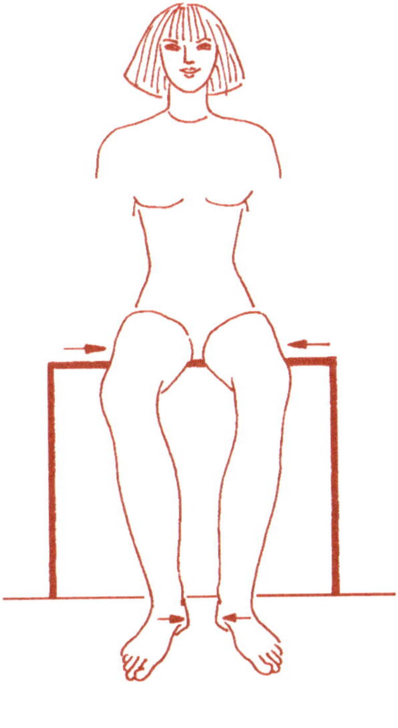

## Übung 3

Nehmen Sie die richtige Sitzhaltung ein.

Lassen Sie den Oberkörper um die Sitzbeinhöcker kreisen.

Vollführen Sie zunächst weit ausholende Bewegungen, lassen Sie die Bewegungen dann immer kleiner werden, und kreisen Sie schließlich nur noch ganz eng um die Sitzbeinhöcker. Je weniger sich der Oberkörper dabei bewegt, um so intensiver arbeitet die Beckenbodenmuskulatur.

Drehen Sie sich auch in die andere Richtung.

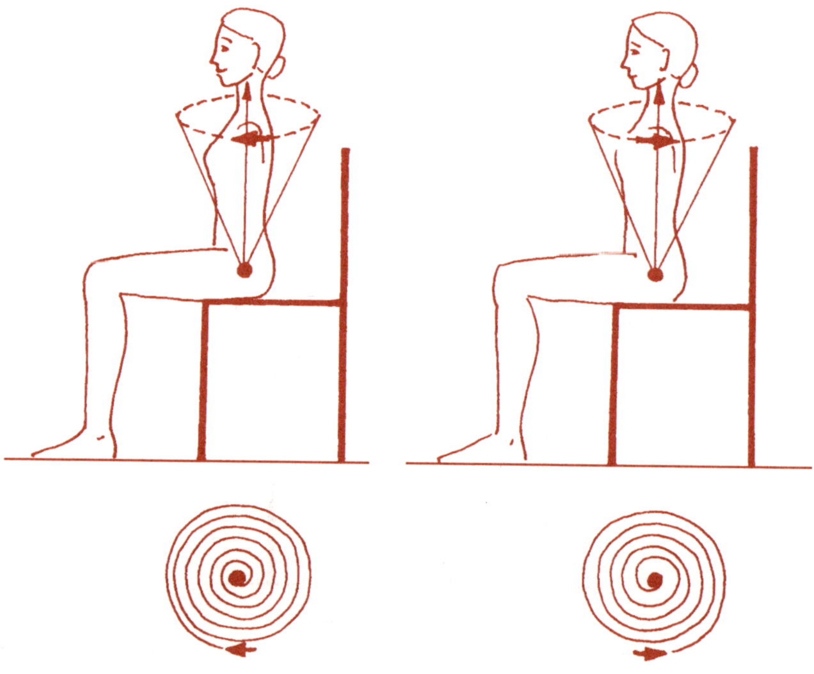

## Übung 4

Beschreiben Sie eine kleine Acht um die Sitzbeinhöcker.

Verfolgen Sie die Bewegungen gedanklich mit, von der Mitte zwischen den Sitzbeinhöckern nach vorn und außen herum nach hinten, zuerst um den einen, danach um den anderen Sitzbeinhöcker. Wiederholen Sie die Bewegungssequenz in entgegengesetzter Richtung, zwischen den Sitzbeinhöckern hindurch nach hinten und außen herum nach vorn.

Bewegen Sie dabei den Oberkörper so wenig wie möglich, und spüren Sie, was geschieht.

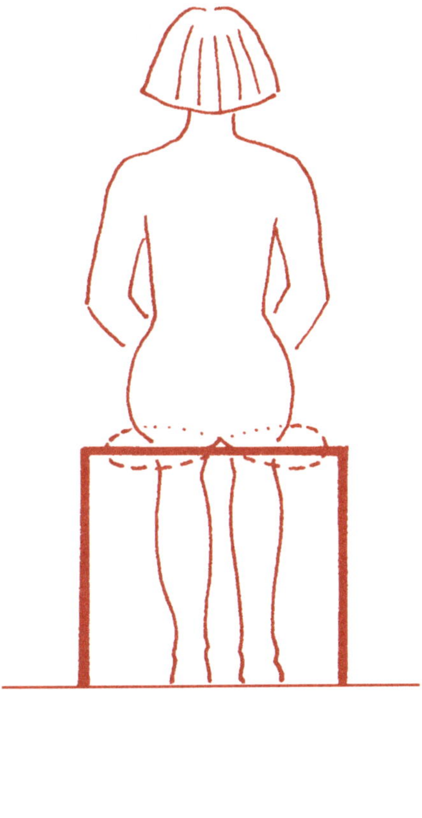

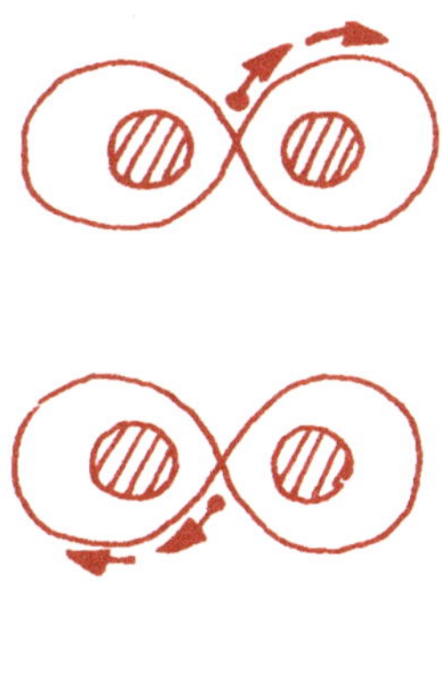

## Übung 5

Beschreiben Sie längs des Beckenbodens um den vordersten und um den hintersten Ringmuskel herum eine Acht.

Führen Sie die Übung sehr aufmerksam aus. Schauen Sie gewissermaßen in Ihren Beckenboden hinein, und spüren Sie, was geschieht.

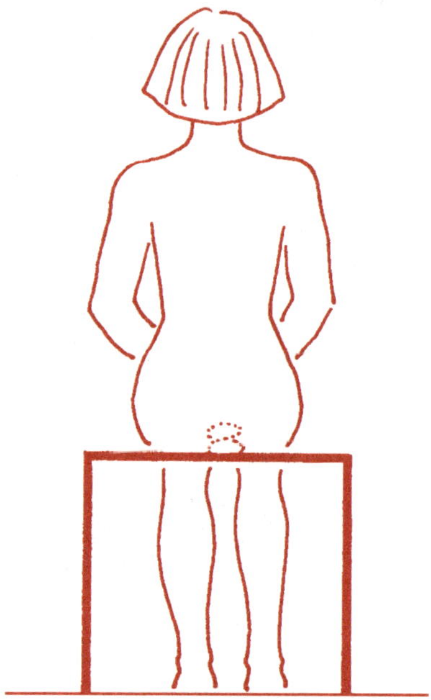

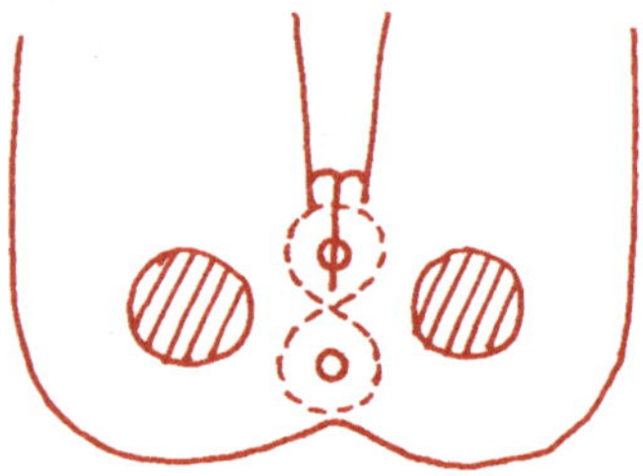

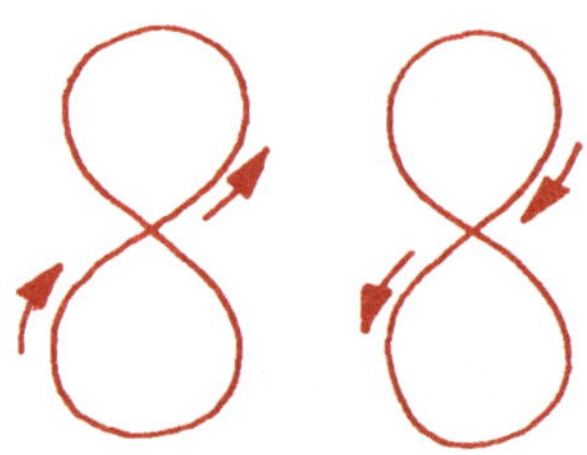

## Übung 6

Nehmen Sie die richtige Sitzhaltung ein.

Lassen Sie den rechten Sitzbeinhöcker gegen die Sitzfläche des Stuhls federn.

Federn Sie ein paarmal rechts und ein paarmal links, und spüren Sie, was geschieht. Bewegen Sie Ihren Oberkörper dabei so wenig wie möglich.

Beobachten Sie, wie aktiv die Muskeln des Beckenbodens und die benachbarten Muskeln Umgebung an diesen Bewegungen beteiligt sind.

Spüren Sie die Fortsetzung der Muskelkette nach unten zu den Füßen und nach oben zum Gesicht.

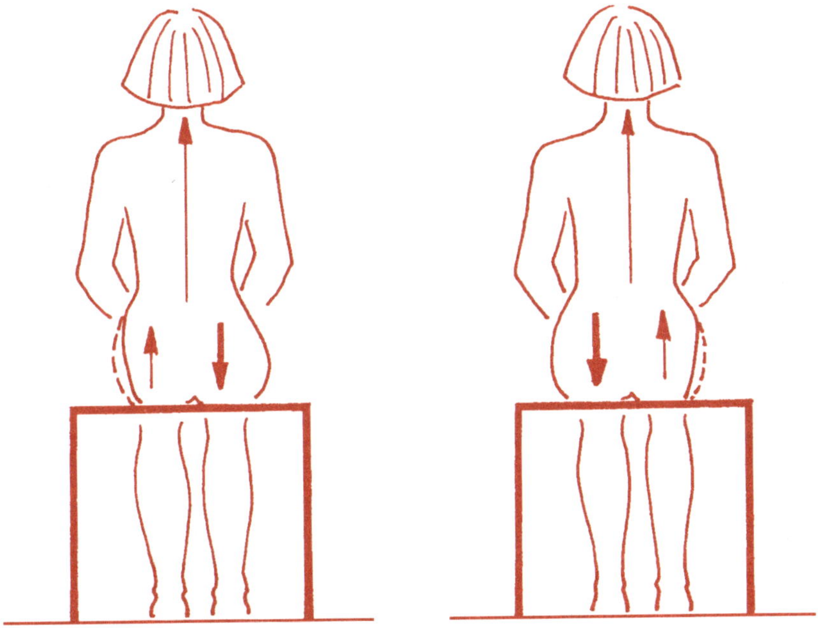

## Übungen mit den Ringmuskeln

### Übung 7

Nehmen Sie die richtige Sitzhaltung ein, und ziehen Sie den Ringmuskel um den Anus zusammen und leicht nach oben. *Achtung:* Beim Einsetzen der Bewegung nicht die Gesäßmuskeln anspannen oder die Gesäßbacken zusammenkneifen. Die Bewegung sollte von innen entstehen.

Ziehen Sie die Muskeln um die Vagina zusammen und leicht nach oben.

Ziehen Sie die Muskeln um den Harnröhrenausgang zusammen und leicht nach oben. *Achtung:* Nicht zuerst die Oberschenkelmuskeln anspannen, sondern die Bewegung bei den Beckenbodenmuskeln ansetzen lassen.

Bauen Sie die Spannung langsam auf, und lassen Sie sie anschließend ebenso langsam zurückfließen, während Sie ruhig weiteratmen.

### Übung 8

Führen Sie die Übung 7 langsam und sorgfältig aus, diesmal mit leicht gespreizten Beinen.

### Übung 9

Wiederholen Sie Übung 7, und beziehen Sie die Füße und Hände mit ein, damit sie noch stärker wirkt:

Beim Zusammenziehen des Anus-Ringmuskels lassen Sie die Innenseiten der Fersen aufeinander zufedern und strecken die kleinen Finger in die Höhe (die Handflächen weisen nach oben, und die Ringfinger bewegen sich mit).

Beim Zusammenziehen der Vaginamuskulatur legen Sie die Ferse gegen die Einbuchtung des anderen Fußes und lassen diese gegeneinander federn, gleichzeitig strecken Sie die Mittelfinger in die Höhe (die Handflächen weisen nach oben).

Beim Zusammenziehen des Ringmuskels am Harnröhrenausgang federn Sie mit der Ferse gegen die Ausbuchtung am Großzehengelenk und strecken gleichzeitig die Zeigefinger in die Höhe (auch hier weisen die Handflächen horizontal nach oben).

Besonders beim Zusammenziehen der Vaginamuskeln (in der Mitte des Beckenbodens) spüren Sie, daß die Einbeziehung der Fußmitte und der Mittelfinger die Muskelkette verstärkt.

## Übung 10

Nehmen Sie die richtige Sitzhaltung ein.

Ziehen Sie den Ringmuskel um den Harnröhrenausgang zusammen. Begeben Sie sich im Geiste in eine Position ein paar Zentimeter höher, und ziehen Sie den Ringmuskel um den Blasenausgang zusammen. Nicht nur am Harnröhrenausgang, sondern auch am Blasenausgang befindet sich ein Ringmuskel. Auch dieser muß trainiert werden. Bei Männern ist der Abstand zwischen dem Harnröhrenausgang und dem Blasenausgang naturgemäß etwas länger.

## Übung 11

Nehmen Sie die richtige Sitzhaltung ein.

Konzentrieren Sie sich, ziehen Sie den Anus-Ringmuskel in vier kleinen Abstufungen nach oben, und lassen Sie die Bewegung anschließend in vier kleinen Abstufungen zurückfließen.

Trainieren Sie ebenso Ihren Vagina-Ringmuskel und dann den vorderen Ringmuskel.

Zählen Sie im Geiste bis vier, sowohl beim Hochziehen wie auch beim Herabsinkenlassen. Halten Sie den Atem nicht an, sondern atmen Sie entspannt weiter ein und aus.

## Übung 12

Nehmen Sie die richtige Sitzhaltung ein.

Stellen Sie sich vor, Sie würden das Steißbein in Richtung Schambein ziehen. Das ist zwar in Wirklichkeit nicht möglich, aktiviert aber Ihre Muskeln. *Achtung:* Bleiben Sie auf den Sitzbeinhöckern sitzen, und sacken Sie nicht nach hinten.

Spüren Sie, wie Ihre Fußkontaktpunkte sich gegen den Boden drücken und wie die Wirbelsäule sich streckt.

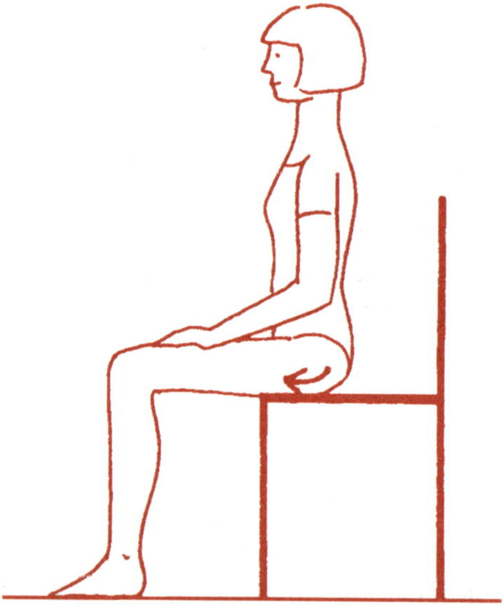

## Übung 13

Nehmen Sie die richtige Sitzhaltung ein.

Drücken Sie rhythmisch mit beiden Händen einen imaginären Ballon gegen Ihren Bauch.

Spüren Sie, wie sich Bauch- und Beckenbodenmuskeln anspannen, während Sie ausatmen.

Beim Zurückfedern des Ballons lassen Sie die Spannung zurückfließen und atmen wieder ein.

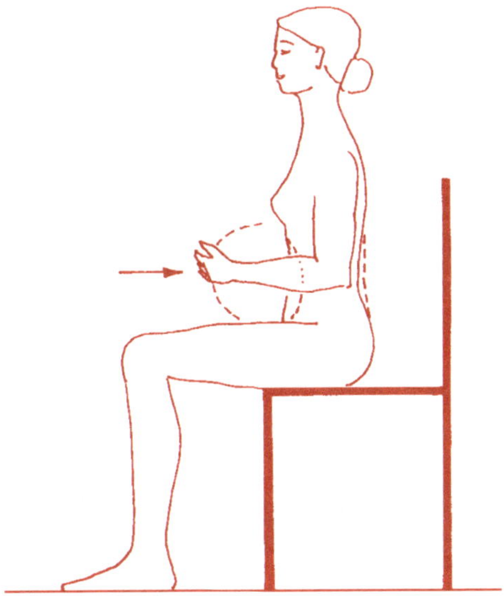

## Übung 14

Nehmen Sie die richtige Sitzhaltung ein.

Führen Sie die Handflächen so vor Ihrer Brust zusammen, daß die Finger nach oben weisen.

Lassen Sie Ihre Hände sanft nach unten federn, und spüren Sie, wie der Beckenboden nach oben federt und sich gleichzeitig die Wirbelsäule streckt. Wenn Sie die Übung richtig ausführen, werden Sie merken, daß sich auch Ihr Nacken streckt und die Muskeln in den Wangen sich anspannen.

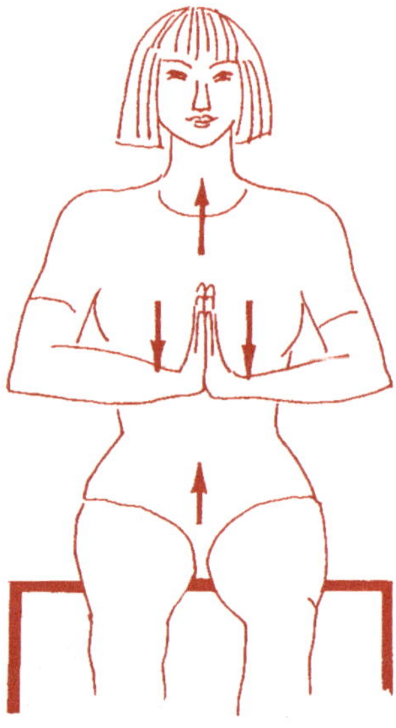

Übung 14

## Übung 15

Nehmen Sie die richtige Sitzhaltung ein, und spreizen Sie die Beine leicht.

Beugen Sie den Rumpf etwas nach vorn – dabei bleibt der Rücken gerade –, und legen Sie Ihre Hände mit dem Handrücken gegen die Innenseite der Knie.

Drücken Sie die Knie zusammen, während Sie mit den Händen Gegendruck ausüben. Die Knie bewegen sich dabei nicht von der Stelle.

Spüren Sie, wie die Muskeln an der Innenseite der Oberschenkel und die Beckenbodenmuskeln arbeiten.

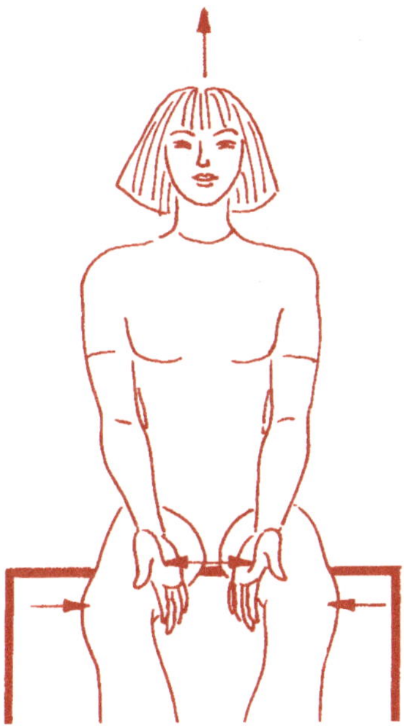

Übung 15

## Übung 16

Dies ist die gleiche Übung wie die vorige, nur daß Sie in diesem Fall aufrecht sitzen.

Drücken Sie Ihre Knie gegen einen (imaginären) Widerstand zusammen. Die Hände halten Sie mit parallel zueinander weisenden Handflächen vor dem Bauch und drücken sie ebenfalls gegen einen (imaginären) Widerstand zusammen.

So können Sie die vorige Übung intensivieren, ohne Ihren Schultergürtel stark zu belasten.

## Langsitz

Bei Langsitzübungen sitzen Sie mit gestreckten Beinen auf dem Boden.

Ab und zu im Langsitz zu sitzen ist gut, weil dabei die Muskeln auf der Rückseite der Beine und im Rücken gedehnt und jene auf der Vorderseite der Beine und am Bauch gekräftigt werden. Dadurch wird das Gleichgewicht zwischen der Vorder- und der Rückseite Ihres Körpers verbessert.

Gesäß- und Bauchmuskulatur neigen zur Erschlaffung, während die Muskeln an der Rückseite der Beine und im Rücken eher zur Verkürzung tendieren. Beidem kann man durch Übungen im Langsitz entgegenwirken. Dabei können Sie auch sehr gut die Knie durchdrücken, ohne daß ein Hohlkreuz entsteht, wie es manchmal bei Übungen in stehender Position passiert.

Sie sitzen in drei rechten Winkeln (siehe Abbildung), die Fersen stehen etwas enger zusammen als die Vorfüße.

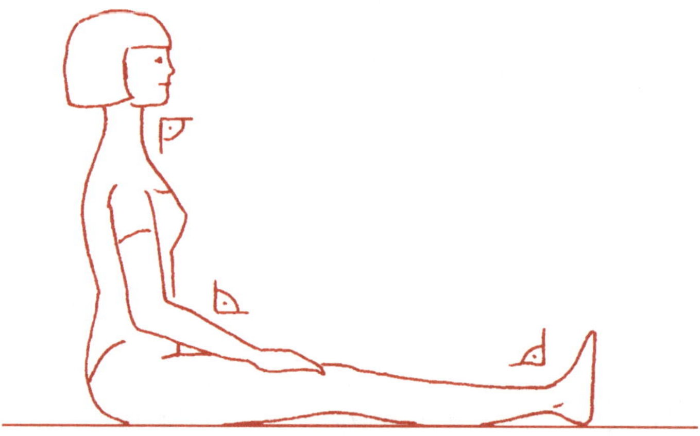

Überprüfen Sie, ob Sie aufrecht und auf der Mitte Ihrer Sitzbeinhöcker sitzen. Legen Sie eine Hand unter eine Ihrer Gesäßbacken und um Ihren Sitzbeinhöcker, und ziehen Sie die Hand dann nach hinten darunter weg. So ziehen Sie die Gesäßbacke und den Sitzbeinhöcker ein wenig nach hinten. Den meisten Menschen fällt es schwer, im Langsitz gerade zu sitzen, doch durch die beschriebene Technik wird es etwas einfacher.

## Übung 1

Nehmen Sie die richtige Sitzhaltung ein.

Legen Sie die Außenkanten Ihrer Hände in die Leisten, und wippen Sie sanft mit geradem Rücken nach vorn. Lassen Sie dabei die Hände nach vorn in Richtung der Füße gleiten, und achten Sie darauf, daß die Knie durchgedrückt bleiben. Bewegen Sie sich bei jedem Wippen ein wenig weiter nach vorn. Sie bewegen sich im »Scharnier« des Hüftgelenks. *Achtung:* Beugen Sie sich nicht vom Oberrücken aus vor.

Diese Übung kräftigt die Bauchmuskulatur und dehnt die Muskeln auf der Rückseite des Körpers leicht.

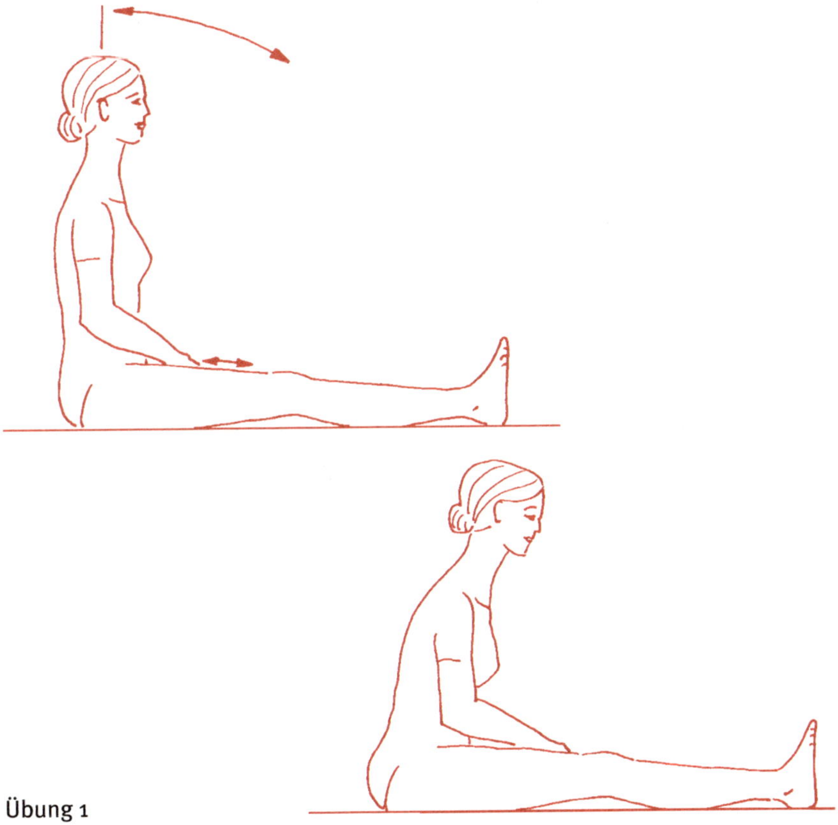

Übung 1

## Übung 2

Nehmen Sie die richtige Sitzhaltung ein.

Beugen Sie sich nach vorn, und ziehen Sie an einem imaginären Faden den Spann der Füße zu den Knien hin. Die Beine sollen gestreckt bleiben. Ihre Füße bewegen sich im Fußgelenk.

Verstärken Sie die Bewegung, indem Sie den Spann gewissermaßen über die Beine in Richtung Bauch ziehen.

Atmen Sie beim Anspannen der Muskeln aus, und spüren Sie, was im Bauch und Beckenboden geschieht.

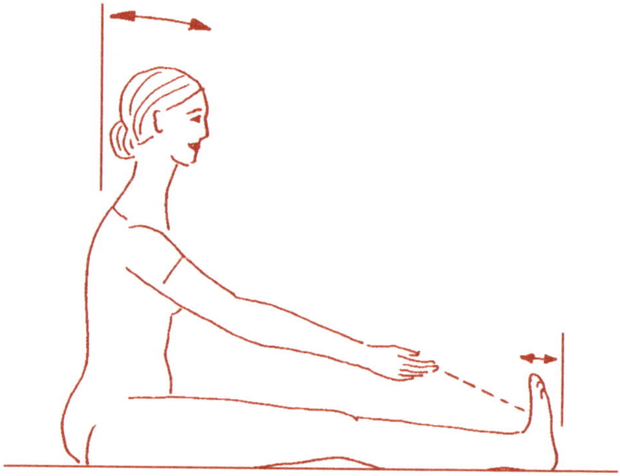

Übung 2

## Übung 3

Schieben Sie aus den Hüften heraus die Beine abwechselnd nach vorn, aber bewegen Sie sich nicht von der Stelle. Bewegen Sie die Beine locker vor und wieder zurück. Bleiben Sie gerade sitzen, so daß Fuß- und Hüftgelenke schöne rechte Winkel bilden.

Diese Übung verbessert die Beweglichkeit im Hüftgürtel.

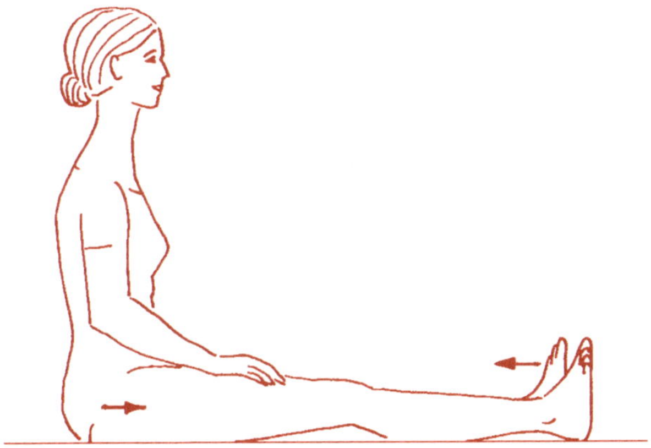

Übung 3

## Übung 4

Rutschen Sie mit dem Gesäß über den Boden nach vorn, und achten Sie darauf, daß Sie mit dem Oberkörper nicht zu stark hin und her schaukeln, sondern möglichst gerade sitzen bleiben.

Bewegen Sie sich auf die gleiche Weise zurück.

Diese Übung stärkt alle Muskeln im Beckengürtel.

## Übung 5

Bleiben Sie gerade sitzen, und bewegen Sie die Beine in einer Drehbewegung aus dem Hüftgelenk heraus locker hin und her.

Drehen Sie die Beine ohne zusätzlichen Kraftaufwand auseinander.

Drehen Sie nun gegen einen imaginären Widerstand die Oberschenkel nach außen. Sie spüren, daß die Wirbelsäule sich streckt und daß Sie von hinten schmal werden. Beckenboden und Gesäßbacken schließen sich gewissermaßen.

Legen Sie die Hände auf die Oberschenkel, und stellen Sie fest, ob diese sich mit der Bewegung drehen.

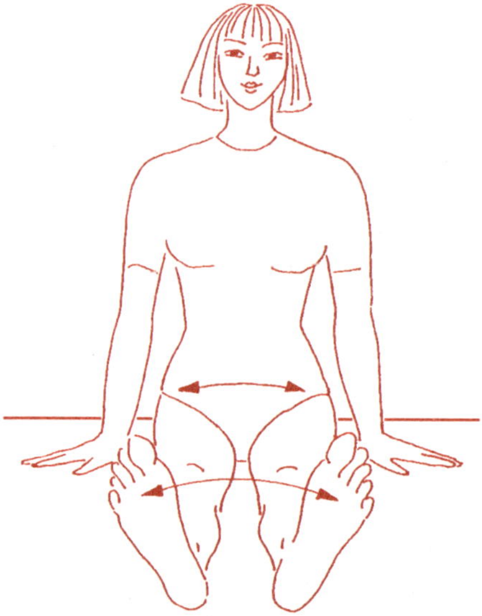

Übung 5

## Übung 6

Setzen Sie sich aufrecht hin, und ziehen Sie einen Ringmuskel nach dem anderen zusammen und nach oben.

Lassen Sie die Bewegung von innen her entstehen, und konzentrieren Sie sich auf die Übung, während Sie ruhig weiteratmen. Sie werden feststellen, daß sich dies anders anfühlt, als wenn Sie auf einem Stuhl sitzen. Das liegt daran, daß Ihre Beine in diesem Fall gestreckt sind.

## Übung 7

Nehmen Sie die richtige Sitzhaltung ein.

Ziehen Sie zuerst das rechte, dann das linke Knie nach oben, und versuchen Sie, in aufrechter Haltung sitzen zu bleiben.

Lassen Sie beide Knie gleichzeitig zuerst nach rechts unten und dann nach links unten federn. So kräftigen Sie die Muskeln des Beckengürtels.

## Übung 8

Strecken Sie ein Bein aus, und legen Sie die Fußsohle des anderen gegen die Innenseite des Oberschenkels. Bleiben Sie aufrecht sitzen, während Sie sanft mit dem Knie zum Boden federn; wechseln Sie dann das Bein, und federn Sie mit dem anderen Knie zum Boden.

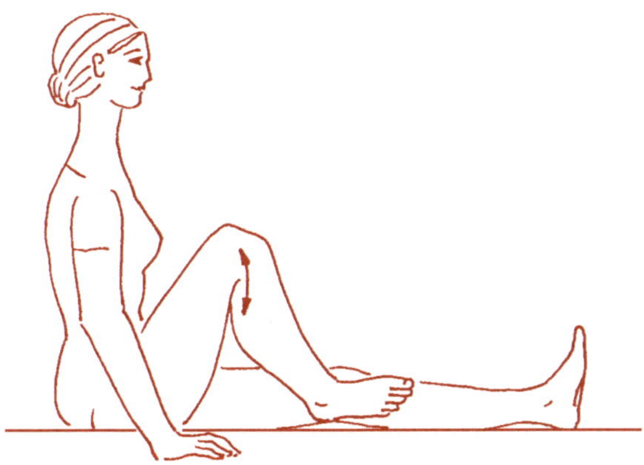

Übung 8

## Übung 9

Setzen Sie sich mit gegeneinander gelegten Fußsohlen und nach außen fallenden Knien hin, legen Sie die Hände auf die Knie, und federn Sie mit ihnen sanft zum Boden. Bleiben Sie aufrecht sitzen, und erzwingen Sie die Bewegung nicht. Diese Übung verbessert die Beweglichkeit des Hüftgelenks.

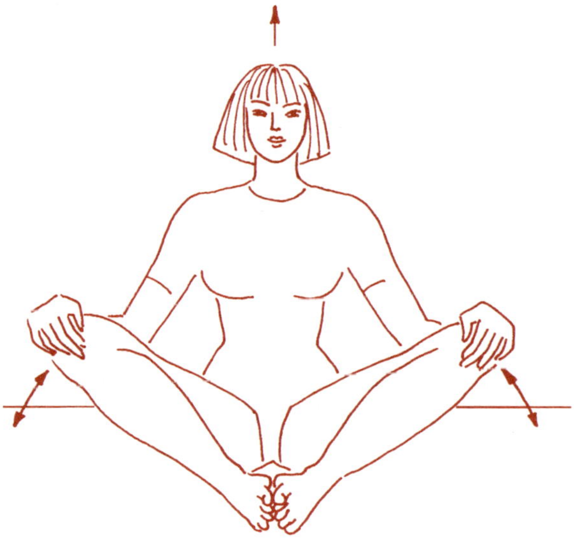

Übung 9

## Übung 10

Nehmen Sie die gleiche Sitzhaltung wie bei Übung 9 ein, und ziehen Sie die Vaginamuskeln zusammen und nach oben. Konzentrieren Sie sich auf die Mitte des Beckenbodens, und vermeiden Sie, den Atem anzuhalten.

Atmen Sie ruhig ein und aus.

## Übung 11

Bei dieser Übung sitzen Sie mit gerundetem Rücken und angewinkelten Beinen auf der Rückseite Ihrer Sitzhöcker und ziehen beide Beine hoch. Die Knie halten Sie mit den Händen fest, bis Sie die Balance zwischen Ihrem Oberkörper und Ihren Beinen gefunden haben. Dann können Sie die Hände loslassen und mit den Beinen eine Radfahrbewegung ausführen.

Atmen Sie dabei ruhig ein und aus.

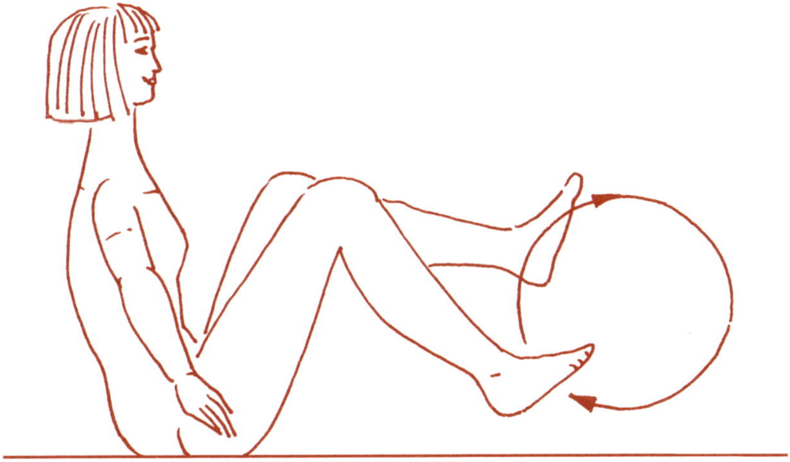

Übung 11

## Übung 12

Setzen Sie sich mit einem gestreckten und einem angewinkelten Bein hin.

Ziehen Sie, während Sie ausatmen, die Beine hoch, und wechseln Sie die Beugung und Streckung in der Luft. Bewegen Sie sich langsam und fließend. Diese Übung trainiert die Bauch- und Beinmuskeln.

Den Oberkörper müssen Sie dabei leicht zurücklehnen, damit Sie die Balance zwischen Oberkörper und Beinen aufrechterhalten können.

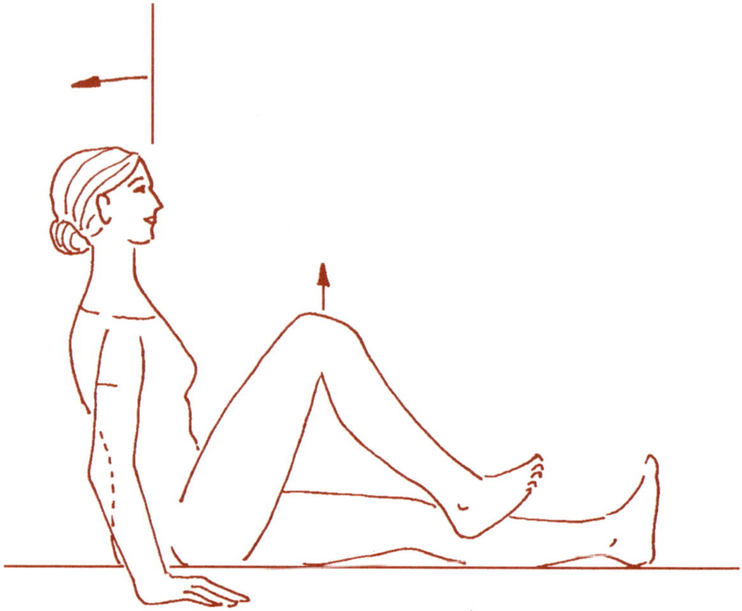

Übung 12

## Liegen

Im Liegen werden Muskeln und Gelenke entlastet, weil das Körpergewicht weniger Druck auf sie ausübt. Das ist der große Vorteil von Übungen, die auf dem Boden oder im Bett ausgeführt werden.

Sie liegen so, daß Ihr Kinn und Ihre Füße einen rechten Winkel zum Körper bilden. Die Fersen liegen etwas enger zusammen als die Vorfüße. Wenn Sie die Spannung in Ihren Beinen loslassen, fallen die Vorfüße von selbst nach außen.

Ihr Körper hat nicht überall Bodenkontakt. Kniekehlen, Lendenwirbel und Halswirbel berühren den Boden nicht.

Wenn Ihr Kopf zu stark nach hinten fällt, können Sie ein kleines Kissen darunterlegen.

Spüren Sie, was in Ihrem Körper geschieht, wenn Sie die Arme neben den Rumpf legen und die Handflächen nach oben weisen, und was sich verändert, wenn die Handflächen nach unten gerichtet sind. Spüren Sie einen Unterschied, je nachdem, ob Ihre Hände auf dem Bauch liegen oder ob Sie die Unterarme im Winkel von 90 Grad anheben, während Ihre Oberarme auf dem Boden bleiben?

Probieren Sie alle vier Positionen aus, und achten Sie darauf, wie sich dies in Ihren Schultern und im Rücken auswirkt.

Die entspannteste Liegehaltung ist die, bei der die Hände auf dem Bauch liegen oder – falls Ihre Hände sich aktiv an der Übung beteiligen sollen – die Unterarme senkrecht emporragen, so daß die Hände sich frei in der Luft bewegen können.

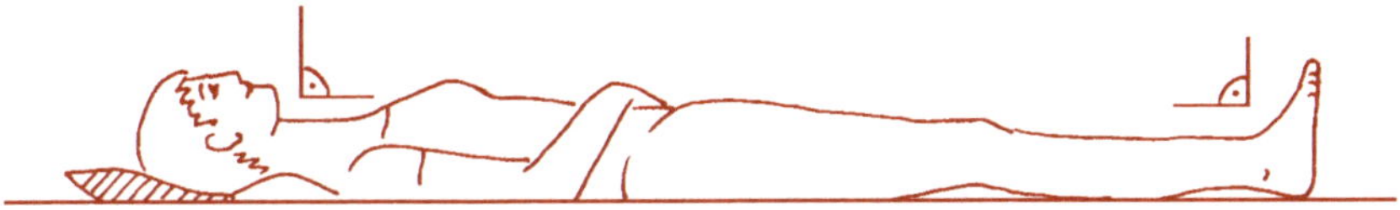

Es wirkt sich jeweils anders auf Ihren Beckenboden aus, ob Sie (in Winkeln von 90 Grad) sitzen, ob Sie mit gestreckten oder mit angewinkelten Beinen liegen. Weil sich dabei jeweils die Stellung des Beckenbodens im Verhältnis zu den Beinen verändert, verlagert sich auch die Muskelspannung. Dies können Sie spüren.

Alle Muskeln stehen in einer Verbindung zueinander. Deshalb können sie sich gegenseitig in ihrer Wirkung verstärken. Auch die mit den Muskeln des Beckenbodens verbundenen Muskeln sind sehr wichtig. Deshalb müssen Sie beim Beckenbodentraining auch die Oberschenkel- und Bauchmuskeln trainieren, denn diese müssen den Beckenboden unterstützen.

Führen Sie die nun folgenden Übungen im Bett aus, wo Sie warm und weich liegen. Besonders für Anfänger ist es eine Hilfe, mit dem Rücken ein wenig in die Matratze einzusinken.

Falls Sie unter morgendlicher Steifheit leiden, eignen sich diese Übungen auch hervorragend dazu, die Muskeln vor dem Aufstehen zu dehnen und aufzuwärmen.

## Übung 1

Nehmen Sie die richtige Liegehaltung mit gestreckten Beinen ein.

Ziehen Sie den Anus-Ringmuskel zusammen und leicht nach oben.

Ziehen Sie die Vaginamuskulatur zusammen und leicht nach oben.

Ziehen Sie den Ringmuskel um den Harnröhrenausgang zusammen und leicht nach oben.

Lassen Sie anschließend alle Muskeln wieder los.

Konzentrieren Sie sich auf den Beckenboden, und versuchen Sie, die Aufmerksamkeit jeweils auf den hinteren, mittleren oder vorderen Ringmuskel zu richten.

Die Übungen in liegender Position haben den großen Vorteil, daß Sie dabei sofort spüren, ob Sie Ihre Gesäßmuskeln unnötig anspannen. Im Bett liegend spüren Sie auch besser, daß sich beim Hochziehen der Beckenbodenmuskeln in Ihren Ohren etwas bewegt. Weiterhin werden bei diesen Übungen die Gesichtsmuskeln und die Mundbodenmuskeln leicht angespannt.

## Übung 2

Nehmen Sie die richtige Liegeposition mit gestreckten Beinen ein.

Strecken Sie die Beine, und drücken Sie die Seitenkanten Ihrer Hände an den Beinen entlang in Richtung der Füße. Spüren Sie, wie die Schultern nach unten federn und die Wirbelsäule gestreckt wird. Bei jeder Streckung federt der Beckenboden nach innen und oben.

Bei den folgenden Übungen winkeln Sie zuerst das eine Bein und dann das andere an. Vermeiden Sie, beide Beine gleichzeitig anzuziehen, weil dadurch Ihre Rückenmuskeln unnötig belastet werden.

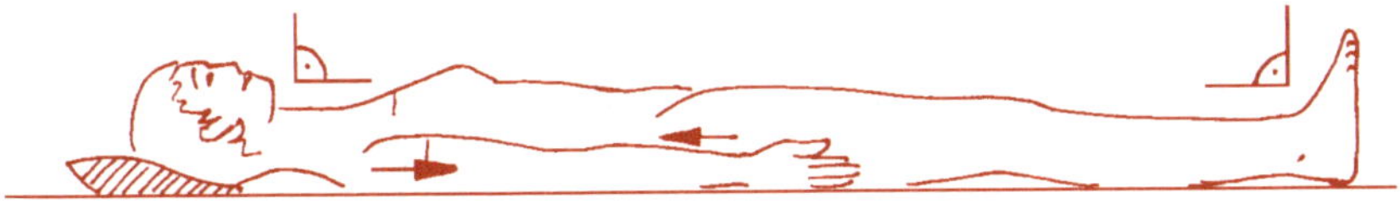

Übung 2

## Übung 3

Wiederholen Sie noch einmal Übung 1, diesmal mit angewinkelten, leicht gespreizten Beinen. Die Übung fühlt sich anders an als bei der Ausführung mit ausgestreckten Beinen. Möglicherweise fällt Ihnen diese Variante leichter, oder aber es verhält sich genau umgekehrt.

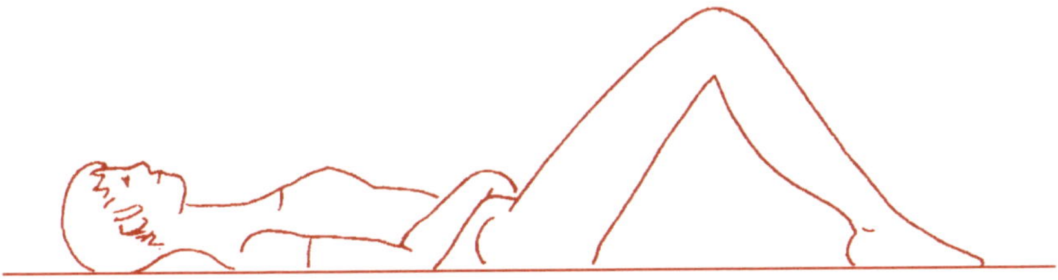

Übung 3

## Übung 4

Nehmen Sie die richtige Liegehaltung ein, und winkeln Sie die Beine an.

Federn Sie mit den Lendenwirbeln zur Matratze hin – Sie werden spüren, daß die Beckenbodenmuskeln sich gleichzeitig anspannen.

Spannen Sie die Muskeln beim Ausatmen an, und lassen Sie die Spannung beim Einatmen zurückfließen.

Spüren Sie, wie in Ihrem Körper im Rhythmus der Atmung eine sanfte Wellenbewegung entsteht. Setzen Sie diese angenehme Übung einige Minuten lang fort. Sie lockert Ihren Beckengürtel, der oft blockiert ist, und macht ihn beweglicher.

## Übung 5

Nehmen Sie die richtige Liegeposition ein, und winkeln Sie Ihre Beine an.

Ziehen Sie beim Ausatmen das Schambein mit den Bauchmuskeln in Richtung Nabel.

Lassen Sie den Bauch kreisen, innen entlang nach oben und außen entlang nach unten.

Lassen Sie ihn kräftig kreisen.

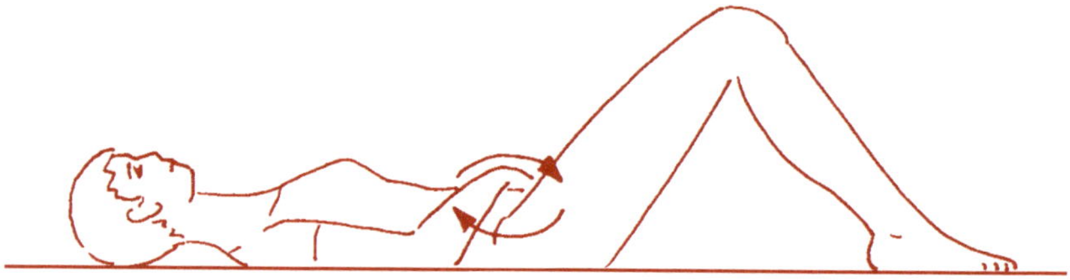

Übung 5

## Übung 6

Nehmen Sie die richtige Liegeposition mit angewinkelten Beinen ein.

Stellen Sie sich vor, Sie ziehen Ihr Steißbein zum Schambein hinauf, und konzentrieren Sie sich dabei auf die Beckenbodenmuskeln. Ziehen Sie gleichzeitig die Vaginamuskeln nach innen.

## Übung 7

Nehmen Sie die richtige Liegeposition mit angewinkelten Beinen ein.

Ziehen Sie das Steißbein und den unteren Gesäßrand ein wenig nach oben.

Spüren Sie, wie die Lendenwirbel in die Matratze hineinfedern und wie sich die Bauch- und Beckenbodenmuskeln anspannen.

Führen Sie diese Bewegungen im Atemrhythmus aus.

Atmen Sie aus, wenn Sie die Muskeln anspannen, und atmen Sie beim Zurückfließen der Muskelspannung ein.

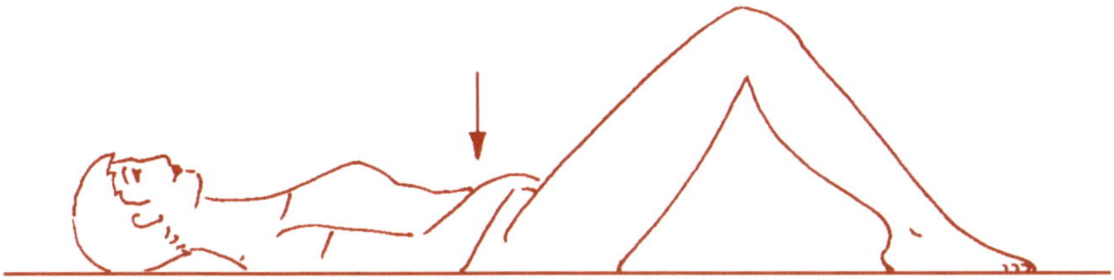

Übung 7

## Übung 8

Nehmen Sie die richtige Liegeposition mit angewinkelten Beinen ein.

Stellen Sie sich vor, daß Sie beim Ausatmen den Nabel durch den Bauch hindurch in die Matratze drücken, und lassen Sie gleichzeitig die Vaginamuskeln hochfedern.

Diese Übung können Sie auch mit gestreckten Beinen ausführen. Versuchen Sie, die unterschiedliche Wirkung zu spüren.

## Übung 9

Nehmen Sie die richtige Liegeposition mit angewinkelten Beinen ein.

Legen Sie die rechte Hand auf den Bauch, und lassen Sie die Handfläche darüber kreisen: von rechts nach oben, quer über den Bauch nach links, nach unten und von dort wieder nach rechts. Auf diese Weise massieren Sie Ihren Dickdarm.

Wenn Sie diese Übung jeden Morgen im Bett ausführen, verbessern Sie dadurch Ihre Darmfunktion.

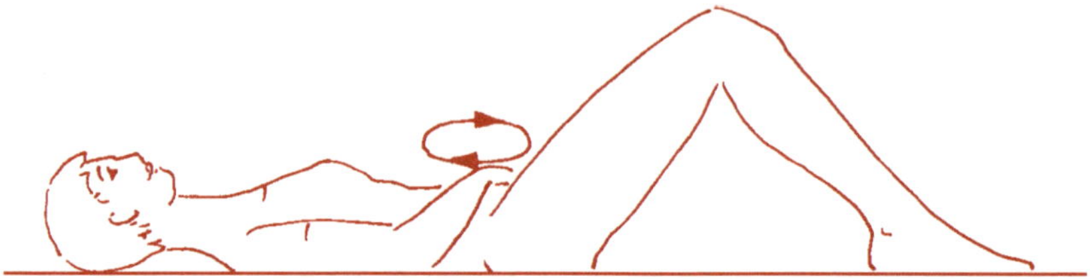

Übung 9

## Übung 10

Beschreiben Sie nun, ohne die Hände zu benutzen, mit den Bauchmuskeln einen Kreis im Uhrzeigersinn.

Das rechte Hüftbein ist die 3, der Nabel die 6, das linke Hüftbein die 9, das Schambein die 12. Verfolgen Sie das Kreisen des Uhrzeigers gedanklich mit, und drücken Sie bei jeder Ziffer die Stelle in die Matratze hinein. Sie werden spüren, daß Ihr gesamter Beckengürtel aktiviert wird.

Die folgenden Übungen sollten auf einem harten Untergrund ausgeführt werden, beispielsweise auf einem Schlafsack, der auf dem Fußboden liegt. So können Sie den Gegendruck des Bodens nutzen.

## Übung 11

Winkeln Sie ein Bein an, und lassen Sie das andere ausgestreckt liegen. Federn Sie mit dem angezogenen Knie nach außen und seitlich zum Boden hin.

Achten Sie darauf, daß die Hüfte auf dem Boden liegen bleibt. Federn Sie ein paarmal mit dem rechten und ein paarmal mit dem linken Knie nach unten.

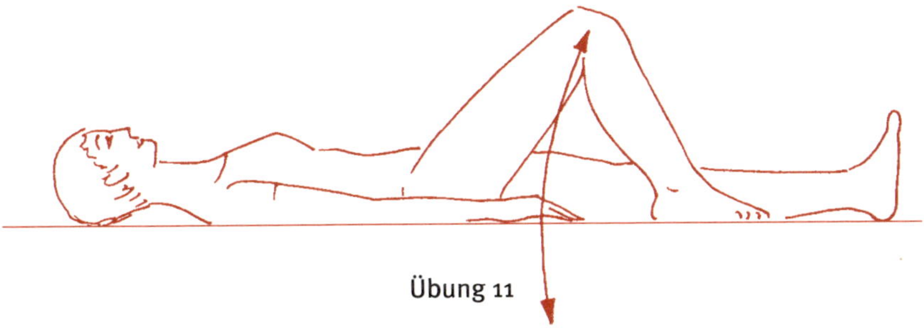

Übung 11

## Übung 12

Lassen Sie beide Knie nach rechts sinken, während die Schultern auf dem Boden liegen bleiben. Dabei hebt sich Ihr linkes Hüftbein ein wenig vom Boden. Bewegen Sie die Knie wieder zurück in die Ausgangsposition, und lassen Sie sie auf die andere Seite sinken. Dadurch wird die gegenüberliegende Hüfte vom Boden gehoben.

Führen Sie die Bewegungen langsam aus, und atmen Sie dabei ruhig ein und aus.

## Übung 13

Winkeln Sie die Beine an, und bewegen Sie die Knie langsam voneinander weg und wieder aufeinander zu.

## Übung 14

Bewegen Sie beide Knie auseinander und abwärts, legen Sie die Fußsohlen gegeneinander, und federn Sie mit den Knien sanft in Richtung Boden. *Achtung:* Achten Sie darauf, daß Sie nicht im Hohlkreuz liegen.

Die Übungen 11, 12, 13 und 14 kräftigen die Oberschenkel- und die Bauchmuskulatur. Dadurch wird die Beckenbodenmuskulatur unterstützt.

## Übung 15

Strecken Sie die Beine in die Luft – wobei die Fußsohlen zur Decke weisen –, und führen Sie mit den Beinen eine Scharrbewegung aus. Dies kräftigt die Muskeln an der Innenseite der Oberschenkel.

## Übung 16

Fahren Sie mit den Beinen in der Luft Rad, mit großen, ausholenden Bewegungen.

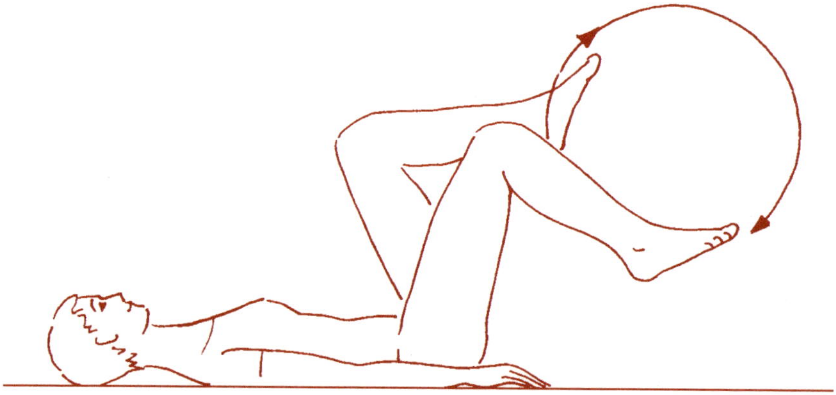

Übung 16

# Stehen

Wir benötigen Widerstand, um uns bewegen und das Gleichgewicht aufrechterhalten zu können. Daß wir stehen können, weil wir uns vom Boden abdrücken, mag auf den ersten Blick wie eine Binsenweisheit erscheinen. Doch in die Aufrichtung zu gelangen ist eine enorme Leistung; wir alle mußten als Kinder diese Kunst erst lernen.

Sie können das Gleichgewicht besser halten, indem Sie das Körpergewicht gleichmäßig auf beide Beine verteilen.

Sie stehen so, daß Füße und Kinn mit Ihrem Körper rechte Winkel bilden. Genau wie in der Sitzhaltung stellen Sie die Fersen etwas näher zusammen als die Vorfüße. Dies ist die natürliche Stellung der Beine im Verhältnis zum Rumpf, da die auswärtsdrehenden Muskeln um das Hüftgelenk stärker sind als die einwärtsdrehenden.

Die Füße stehen nun in einem körperspezifischen Spreizstand – mit anderen Worten: Sie stehen senkrecht unter den Hüftgelenken. Die Arme hängen an den Seiten locker herab, die Handflächen weisen zum Körper.

Aus anatomischen Gründen müßten Männer mit ihren schmaleren Becken die Füße eigentlich enger zusammenstellen als Frauen mit ihren von Natur aus breiteren Becken. Tatsächlich jedoch stehen Männer meist breitbeinig da, während Frauen ihre Füße sittsam nebeneinanderstellen. Die Beziehung zwischen Beckenboden und Beinen ist beim Stehen die gleiche wie beim Liegen. Allerdings übt beim Stehen das Gewicht des Oberkörpers, insbesondere das des Bauchinhalts, Druck auf den Beckenboden aus, und das kann sich negativ auswirken.

## Übung 1

Stellen Sie sich auf die richtige Weise in Ihren körperspezifischen Spreizstand.

Ziehen Sie den Anus-Ringmuskel zusammen und leicht nach oben.

Ziehen Sie die Vaginamuskeln zusammen und leicht nach oben.

Ziehen Sie die Muskeln um den Harnröhrenausgang zusammen und leicht nach oben. *Achtung:* Die Bewegung sollte bei den Beckenbodenmuskeln ansetzen. Spannen Sie also nicht zuerst die Gesäßbacken an.

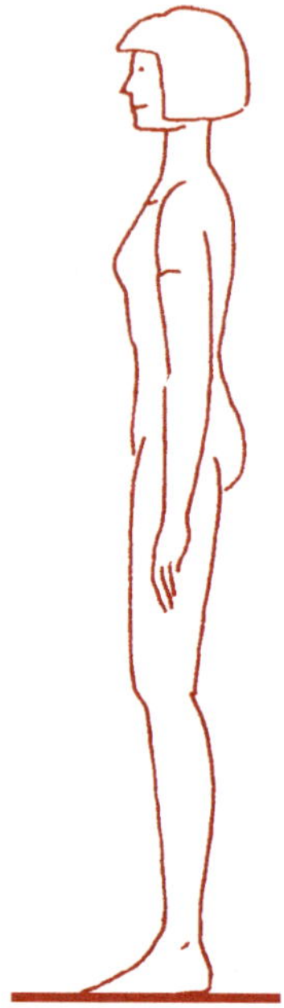

Übung 1

## Übung 2

Stellen Sie sich richtig hin.

Wiederholen Sie Übung 1, und beziehen Sie diesmal Füße und Hände mit ein, um die Wirkung zu verstärken:

Beim Anspannen des Anus-Ringmuskels lassen Sie die Innenseiten der Fersen aufeinander zufedern und strecken die kleinen Finger hoch (die Handflächen weisen horizontal nach oben).

Beim Anspannen der Vaginamuskeln legen Sie eine Ferse in die Einbuchtung des anderen Fußes, lassen beide gegeneinander federn und strecken gleichzeitig die Mittelfinger in die Höhe (die Handflächen weisen horizontal nach oben).

Beim Zusammenziehen der Muskeln des Harnröhrenausgangs federn Sie mit der einen Ferse gegen das Großzehengelenk (Wölbung) des anderen Fußes und strecken die Zeigefinger nach oben (wieder weisen die Handflächen horizontal nach oben).

Vor allem beim Anspannen der Vaginamuskeln (in der Mitte des Beckenbodens) können Sie spüren, wie durch Einbeziehen der Fußmitte und der Mittelfinger die Muskelkette verstärkt wird.

## Übung 3

Stellen Sie sich richtig hin.

Legen Sie die Hände auf die Leisten, damit Sie die Bewegung besser verfolgen können. Federn Sie mit den Leisten sanft nach vorn. Dabei soll sich der Bauch nicht mit nach vorn bewegen, sondern gerade stehenbleiben.

Spüren Sie, daß die Beckenboden-, Bauch- und Gesäßmuskeln sich anspannen und Ihr Körper sich leicht streckt.

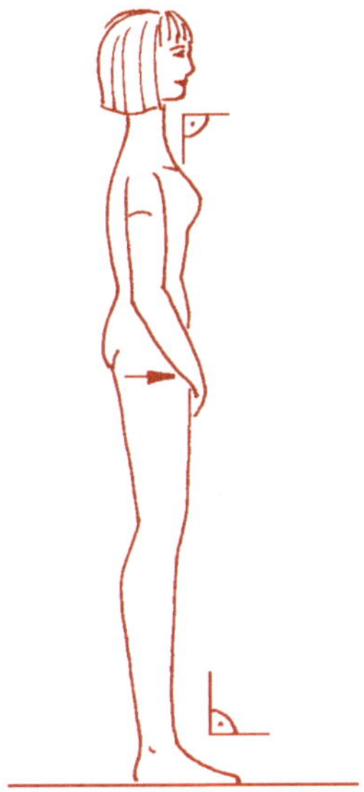

Übung 3

## Übung 4

Stellen Sie sich richtig hin.

Drücken Sie mit beiden Händen einen imaginären Ballon gegen Ihren Bauch.

Atmen Sie aus, während Sie gegen den Ballon drücken. Ihre Bauch- und Beckenbodenmuskeln spannen sich an, und Ihr ganzer Körper streckt sich.

Beim Zurückfedern des Ballons lassen Sie die Spannung zurückfließen.

## Übung 5

Stellen Sie sich richtig hin.

Ziehen Sie beim Ausatmen das Schambein nach oben in Richtung Nabel. Wenn Sie eine Hand flach auf den Bauch legen und diese dann ebenfalls nach oben führen, wirkt die Übung noch intensiver.

Sie spüren, daß die Bauch- und Beckenmuskeln sich anspannen und die Wirbelsäule sich streckt. Dies nennen wir »Den Reißverschluß einer engen Hose zuziehen«. Viele halten dabei automatisch den Atem an. Der Bauch wird jedoch erst flacher, wenn Sie beim Hochziehen des Schambeins ausatmen.

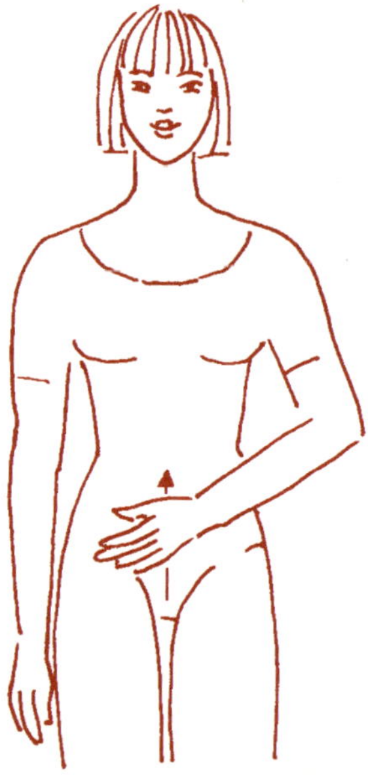

Übung 5

## Übung 6

Stellen Sie sich richtig hin.

Ziehen Sie die Zehen hoch. Dabei heben sich die Fußgewölbe, und die Wirbelsäule streckt sich.

Ziehen Sie die Zehen hoch, lassen Sie sie wieder sinken, und spüren Sie, daß Sie leicht von vorn nach hinten pendeln. Bei jedem Nach-hinten-Schwingen werden Sie in eine leichte Streckung versetzt. Spüren Sie der Muskelkette von unten nach oben nach, und Sie werden merken, daß bei jeder Streckung der Wirbelsäule die Beckenbodenmuskeln und die Fußsohlen hochgezogen werden.

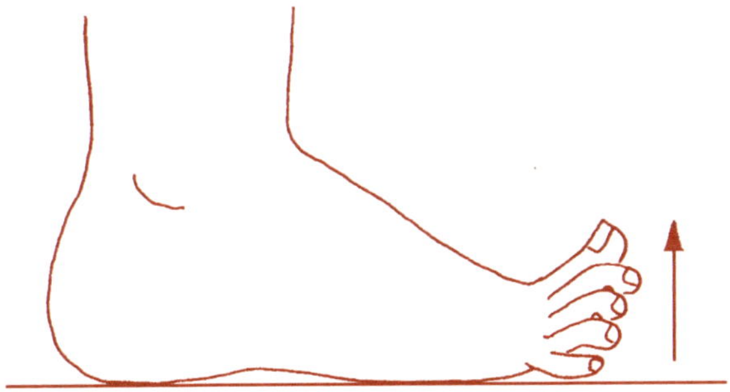

Übung 6

## Übung 7

Stellen Sie sich richtig hin.

Drehen Sie im Geiste die Oberschenkelmuskeln nach außen, ohne daß sich die Füße von der Stelle bewegen. Diese Übung nennen wir »Säulen drehen«.

Spüren Sie, daß Sie an der Vorderseite offen und weit werden, daß Ihr Rücken schmal wird und daß sich Ihr Beckenboden schließt.

Dies ist ein gutes Beispiel für eine Übung, die Sie in jeder Warteschlange ausführen können, ohne daß es von außen zu sehen ist. Spannen Sie beim Ausatmen langsam die Muskeln an, und lassen Sie die Spannung beim Einatmen zurückfließen.

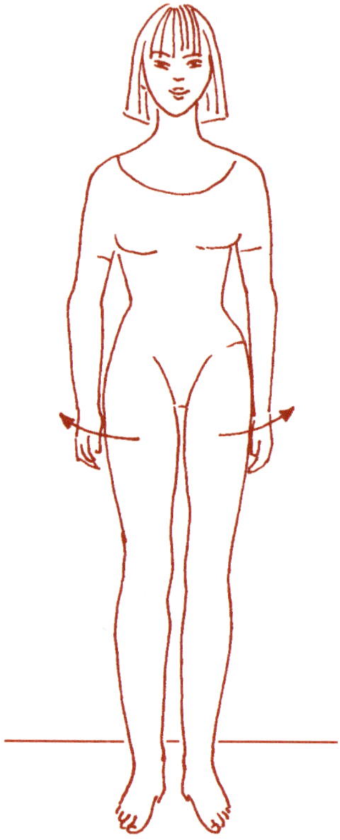

Übung 7

## Der Beckenboden und das Gesicht

Übungen zur Kräftigung des Beckenbodens wirken sich positiv auf den Mundboden aus. Ein fester Mundboden ist wichtig, wenn Sie die Entstehung eines Doppelkinns verhindern wollen. Auch Übungen für die Fußgewölbe wirken dieser Tendenz entgegen.

Der Beckenboden, der Mundboden und die Fußgewölbe beeinflussen einander sowohl positiv als auch negativ.

Wenn Sie die Übungen langsam ausführen und gleichzeitig ausatmen, hebt sich außerdem das Zwerchfell.

Beim Hochziehen der Beckenbodenmuskeln können Sie zudem die allmähliche Anspannung Ihrer Wangenmuskeln spüren.

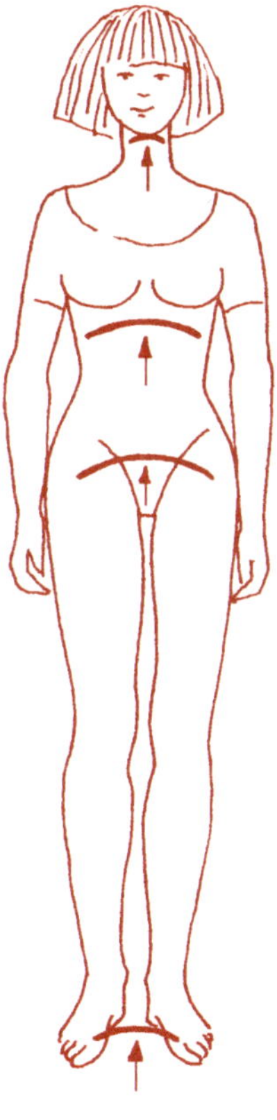

# 8 Der Beckenboden des Mannes

Männer, die an Harninkontinenz, Impotenz oder Prostatabeschwerden leiden, können von Beckenbodenübungen in hohem Maße profitieren.

Soweit es die Muskeln betrifft, sind sich der weibliche und der männliche Beckenboden im Prinzip gleich. Vorn und hinten befinden sich die Schließmuskeln der Harnröhre und des Anus. Unterschiedlich ist bei Mann und Frau der mittlere Teil. Bei Frauen befindet sich in diesem Bereich die Vagina, bei Männern das Skrotum. Bei allen Übungen, in denen Frauen die Vagina hochziehen, können Männer das Skrotum hochziehen.

Die relativ große Öffnung der Vagina im Beckenboden der Frau ist jedoch ein Schwachpunkt. Frauen müssen ihren Beckenboden stärker trainieren als Männer, um eine Erschlaffung der Beckenbodenmuskulatur zu verhindern. Andererseits bietet ihnen ihre anatomische Besonderheit auch einen Vorteil: Es fällt ihnen leichter, die Muskeln in der Mitte des Beckenbodens hochzuziehen, weil sie diesen Bereich deutlicher spüren – sie haben buchstäblich einen Zugang zu der Mitte des Beckenbodens: eben die Vagina.

# Anhang

# 9 Erklärung des Wortes Ismakogie

Die Ismakogie wurde von der Wiener Professorin Anne Seidel entwickelt. Das Wort besteht aus den Anfangsbuchstaben einer begrifflichen Zusammenfassung der Essenz dieser Bewegungslehre:

»Die physiologisch **i**deale **S**chwingungsrhythmik der beeinflußbaren **M**uskeln im **A**lltagsleben nach erkennbaren **k**örpereigenen **O**rdnungsgesetzen«.

Die Silbe »gie« ist eine Abkürzung für *logie* = Lehre. Zusammen mit den Anfangsbuchstaben ergibt sich so das Wort *Ismakogie*.

Mit der »idealen Schwingungsrhythmik« ist die sanft schwingende Bewegung gemeint, die bei einem harmonischen Wechsel zwischen Strecken und Beugen im Körper entsteht. Dies ist die ideale Unterstützung des fein abgestimmten Gleichgewichts im Körper.

Die »beeinflußbaren Muskeln« sind die Skelettmuskeln, die Sie willentlich beeinflussen und steuern können. Durch regelmäßiges Üben können Sie ihr Erschlaffen verhindern. Dies gilt auch für die Gesichtsmuskulatur.

»Im Alltagsleben« bedeutet, daß Sie bei allem, was Sie tun, das richtige Bewegungsmuster anwenden. Nachdem Sie sich dieses Muster bewußt angeeignet haben, wird es für Sie – unterstützt durch Ihr Muskelgedächtnis – zu einer neuen Gewohnheit.

Der letzte Teil des Satzes verweist darauf, daß jeder Mensch über individuelle Möglichkeiten verfügt, über eigene Stärken und Schwächen, und daß jeder Mensch seine eigenen Grenzen hat. Diese zu berücksichtigen kommt dem Körper sehr zugute.

## Das Ismakogie-Logo

Die Essenz der Ismakogie gelangt auch in ihrem Logo zum Ausdruck. Die drei Formen symbolisieren die drei unterschiedlichen Muskelspannungsarten und Körperhaltungen.

Unsere Muskeln befinden sich immer in einem gewissen Spannungszustand, sogar während wir schlafen. Diese muskuläre Grundspannung wird Muskeltonus genannt.

In der vertikalen Ellipse ist der Körper lang und gestreckt; dies nennen wir die Längs- oder Streckspannung.

In der horizontalen Ellipse ist der Körper breit und gebeugt; dies nennen wir die Quer- oder Beugespannung.

Im Kreis stehen Breite und Länge des Körpers in einem ausgewogenen Verhältnis; dies nennen wir die Ruhespannung.

Die Ellipsen und der Kreis haben den gleichen Flächeninhalt. Es macht jedoch sehr viel aus, in welcher Haltung sich der Körper befindet: ob er überstreckt oder zusammengesunken ist oder sich – der goldene Mittelweg – im durch den Kreis symbolisierten Ruhezustand befindet.

Ein sanftes Hin- und Herschwingen zwischen der Längsspannung und der Querspannung bezeichnet die Ismakogie als die »ideale Schwingung«.

## Die Biographie von Professor Anne Seidel

Anne Seidel, die Begründerin der Ismakogie, wurde am 14. Oktober 1900 in Wien geboren.

Mit Abschluß ihrer Ausbildung zur Diplomkosmetikerin im Jahr 1949 begann ihre berufliche Karriere. 1950 erhielt sie das Diplom für Visagisten. Anne beschäftigte sich daraufhin intensiv mit Parfümerie- und Toilettenartikeln und erhielt 1953 eine Lizenz zur Herstellung von Kosmetika, eine Tätigkeit, die sie bis ins hohe Alter fortsetzte. Außerdem studierte sie an den Universitäten in Wien und Innsbruck Anatomie und Physiologie, wo sie sich unter ihren Mitstudenten durch kritische Fragen und großen Wissensdurst hervortat. Sie erforschte die Funktionsweise sämtlicher Muskeln, auch der allerkleinsten, und deren Zusammenspiel mit den übrigen Muskeln. Allmählich wurde Anne klar, welch erstaunlicher Zusammenhang zwischen den mimischen Muskeln des Gesichts und den Skelettmuskeln im übrigen Körper besteht.

1958 erhielt Anne Seidel in Venedig der Internationalen *Prix de Mérite* der Cidesco für eine »grimassenfreie Gesichtsgymnastik«, die sie entwickelt hatte. Noch im gleichen Jahr hielt sie vom 4. bis zum 11. Juli in Oosterbeek ihren ersten Kurs. Von diesem Zeitpunkt an besuchte sie regelmäßig die Niederlande, um dort die Ismakogie zu lehren.

1963 gründete sie in Wien die »Schule für Schönheitspflege, Massage und innerkörperliche Muskelaktivität in der Kosmetik«, und im Jahr darauf erhielt diese neue Lehre ihren endgültigen Namen *Ismakogie*.

In den folgenden beiden Jahrzehnten entwickelte Anne Seidel ihre Methode weiter, einerseits, indem sie ihr Studium an der Universität fortsetzte, und andererseits, indem sie durch Beobachtung im Rahmen der praktischen Arbeit ihr Wissen erweiterte. Sie entwickelte unendlich viele Übungsvarianten, um bestimmte Leiden durch Bewegung zu lindern.

Anne Seidels größte Entdeckung hinsichtlich der Ismakogie ist die Beziehung zwischen der Muskelspannung des Gesichts und der Stellung und dem Gebrauch der Füße.

Für ihre Verdienste verlieh der österreichische Bundespräsident ihr 1976 den Professorentitel und 1984 das »Österreichische Ehrenkreuz für Wissenschaft und Kunst«. Bis zum hohen Alter von 87 Jahren setzte sie ihre Unterrichtstätigkeit im In- und Ausland fort.

Am 22. Januar 1997 starb Anne Seidel in Wien.

# 10 Erfahrungen von Kursteilnehmern

## Will

Als ich zum Unterricht kam, wollte ich eigentlich nur Übungen für meinen schwachen Beckenboden erlernen. Die Lehrerin sagte uns jedoch, es würde nicht speziell an einem Problembereich gearbeitet. Der Unterricht war so aufgebaut, daß wir mit den Füßen begannen und uns von dort allmählich durch den ganzen Körper aufwärts bewegten.

Darüber war ich zuerst enttäuscht, aber schon bald stellte ich fest, daß im Körper alles mit allem verbunden ist. Bei jedem Strecken spürte ich, wie sich meine Beckenbodenmuskeln anspannten, und auch bei den Übungen für die Zehen und die Fußgewölbe merkte ich, wie meine Beckenbodenmuskeln »mitspielten«.

Die Übungen machten mir immer mehr Freude. Sie haben mir ungeheuer geholfen.

## Irma

Weil ich schon einmal Schwangerschaftsgymnastik gemacht hatte, glaubte ich, ich wüßte schon viel über den Beckenboden. Doch es stellte sich heraus, daß alles ganz anders war, als ich bisher angenommen hatte, viel komplexer. Unser Körper ist ein Ganzes. Unser Beckenboden ist mit unserem Gesicht und mit unseren Füßen verbunden. Ich finde es phantastisch, daß man lernen kann, dies zu spüren.

## Joke

Ich habe meine Übungen immer brav gemacht. Meine Vaginamuskulatur zu spüren fiel mir leicht; beim Anus- und Blasenschließmuskel war das viel schwerer.

Eines Tages hatte ich das Gefühl, um meinen Mund herum »etwas« zu spüren. Ich fragte meine Lehrerin, ob das möglich sei. Sie antwortete, alle Ringmuskeln arbeiteten zusammen. Sie freute sich sehr darüber, daß ich dies ohne ihre Hilfe entdeckt hatte.

### Vanessa

Ich nahm an einem Ismakogie-Kursus teil, weil ich etwas für meine Haltung tun wollte. Daß zwischen Haltung und Beckenboden ein Zusammenhang besteht, hatte ich vorher nicht gewußt.

Meine Haltung ist durch den Kurs besser geworden. Besonders gut gefällt mir, daß ich die Beckenbodenübungen während meiner Arbeit machen kann, zum Beispiel wenn ich irgendwo warten muß.

### Truus

Seit ich regelmäßig Ismakogie-Übungen mache, sind mein Po und Bauch fester geworden. Aber das Allerbeste ist, daß meine Beckenbodenmuskeln kräftiger geworden sind! Alles fühlt sich fester an.

### Ursula

Als ich mir vornahm, etwas gegen meinen Bewegungsmangel zu tun, stieß ich durch Zufall auf die Ismakogie. Das war etwas Neues und schien mir genau das Richtige zu sein. Als ich mit dem Kurs anfing, wartete ich wegen einer Gebärmuttersenkung auf einen Operationstermin.

In dem Kurs wurde mir klar, wie wichtig eine gute Haltung für den Beckenboden und die Ringmuskulatur ist. Die Übungen, die ich dort erlernte, führte ich anschließend jeden Abend im Bett aus.

Dann hatte ich einen Termin für eine gynäkologische Untersuchung. Der Gynäkologe untersuchte mich und fragte plötzlich: »Was haben Sie gemacht?« Die Gebärmuttersenkung war verschwunden.

Er kannte die Ismakogie nicht, doch als ich ihm erklärte, worum es dabei ging, sagte er, ich sollte auf jeden Fall damit weitermachen. Und das tue ich.

## Larissa

Ich bin noch keine Dreißig und habe schon Probleme. Ich trage Slipeinlagen – ohne sie geht es nicht. Von anderen höre ich, daß sie die gleichen Schwierigkeiten haben.

Mit dem Ismakogie-Kurs habe ich wegen meiner Rückenschmerzen angefangen. Meine Schulter tut auch weh.

Wie ich jetzt feststelle, mache ich eigentlich alles falsch. Ich bin es überhaupt nicht gewöhnt, auf meinen Körper zu hören. Ganz allmählich fange ich an, etwas zu spüren. Das ist für jemanden, dem das so ungewohnt ist wie mir, gar nicht so einfach. Aber mir ist klar, daß ich etwas tun muß, wenn ich auch als älterer Mensch noch ein bißchen Freude im Leben haben will. Ich merke allmählich, daß ich schon allein durch besseres Sitzen sehr viel für meinen Beckenboden tue.

Besonders beeindruckt hat mich, daß man durch nichts weiter als dichtes Zusammenstellen der Fersen den Anus-Schließmuskel beeinflussen kann. Stellt man die Ferse gegen die Einbuchtung des anderen Fußes, spürt man die Vagina stärker, und legt man die Ferse gegen den Großzehenballen, spürt man den Blasenschließmuskel. Nicht zu fassen! Und daß sogar ich diesen Unterschied spüren kann!

## Maria

Ich habe Rheuma und leide ständig unter Schmerzen. Trotzdem muß ich mich bewegen, das sagt auch der Rheumatologe. Aber Gymnastik fällt mir zu schwer.

Eine Bekannte hat mir von der Ismakogie erzählt. Sie sei viel sanfter als Gymnastik. Das gefiel mir gut. Am schönsten finde ich nun die kleinen Übungen, das Pendeln, das Beschreiben von Achten und das Kreisen um die Wirbelsäule. Das mache ich am häufigsten. Wenn ich allein zu Hause bin und schöne Musik höre, kann ich das ganz lange. Und wenn ich mich eine Zeitlang so bewege, spüre ich deutlich, wie meine Beckenbodenmuskeln dabei mitarbeiten.

## Gerda

Ich bin die Treppe hinuntergefallen und habe mir dabei einen Wirbel gebrochen. Ich kann nur sehr wenig machen.

Die Ismakogie ist die erste Bewegungslehre, mit der ich arbeiten kann.

Jetzt weiß ich, daß ich durch Üben meiner Beckenbodenmuskeln auch meine Wirbelsäule beeinflussen kann. Ich bin sehr froh, daß ich die Ismakogie gefunden habe.

# 11 Nützliche Adressen zum Thema Beckenbodentraining und Ismakogie

## Deutschland

Ismakogie-Schulungszentrum
Gerda Johanning
Parkstraße 12
64289 Darmstadt
Tel.: 06151 715687
info@ismakogie-schulungszentrum.de
www.ismakogie-schulungszentrum.de

Gemeinschaftspraxis
Agnes und Hilka Brügger
Kieferorthopädie
Konrad-Adenauer-Str. 57
48599 Gronau
Telefon 02562 267 37
Fax 02562 37 70

Gerlinde Lugert
Menterstr. 83
81247 München
Telefon 089 832901

## Italien

Judith Sedlacek
Via Rosa Gonova 2
00153 Rom
Telefon 0039 06 5346138

## Niederlande und Belgien

Doke van der Neer
Boerhaavelaan 79
7002 HV Doetinchem
Telefon 0314 341514

Elly Hoekstra
Van Riebeekstraat 36
7535 ZK Enschede
Telefon 053 4325793
www.ismakogie.info
E-Mail: e.hoekstra@ismakogie.info

Nederlandse Anne Seidel Ismakogie Vereiniging
secretariaat@ismakogie.nl
www.ismakogie.nl

## Österreich

Gesellschaft zur Förderung der Anne Seidel Ismakogie
Sekretariat: Waltraud Kaggl
Franz-Koci-Str. 5/9/16
1100 Wien
Tel.: 01 688 94 74
E-Mail: ismakogie@gmx.at
www.ismakogie-anneseidel.at

Dr. med. Martha Podleschak
Fachärztin und diplomierte Lehrbeauftragte für Ismakogie
5350 Strobl-Eschenhof
Tel.: 06137 7401
www.ismakogie.at

## Schweiz

Dr. Martin Stotzer und Elisabeth Stotzer-Schmucki
Ostring 38
3006 Bern Telefon 031 351 09 03

Margit Wüst
Schlößlistr. 19
8044 Zürich Telefon 044 363 76 33

Ingrid Byland
Breitenackerstr. 5
5415 Nussbaumen b. Baden Telefon und Fax 056 282 06 73

Christine Schwerzmann-Leibundgut
Waldeggstr. 12
3800 Interlaken Telefon 033 822 94 34

# 12 Nützliche Literatur zum Thema Gesundheit, Entspannung und Fitness

Bob Anderson: *Stretching. Dehnübungen, die den Körper geschmeidig und gesünder halten.*
Vollständig überarbeitete, neu illustrierte Auflage des Weltbestsellers. Oesch, Zürich 2006. ISBN 978-3-0350-3021-1

Emile Coué: *Autosuggestion. Die Kraft der Selbstbeeinflussung durch positives Denken.*
2. Auflage der Neuausgabe (4. Auflage insgesamt). Jopp/Oesch, Zürich. ISBN 978-3-0350-5500-9

Martin Frank: *Altchinesische Heilungswege. Das Handbuch der fernöstlichen Naturheilkunde.* 7. Auflage. Jopp/Oesch, Zürich 2005. ISBN 978-3-0350-5021-9

Elly Hoekstra/Doke van der Neer: *Ismakogie – Anmut, Schönheit, Vitalität, Entspannung. Die spielerische Bewegungslehre für den Alltag.* Oesch, Zürich 2004. ISBN 978-3-0350-0029-0

dies.: *Heile deinen Rücken. Sanftes Training, leicht und locker: Schmerz verhindern und lindern – Gelenkigkeit, Stabilität fördern.* Jopp/Oesch, Zürich 2007. ISBN 978-3-0350-5076-9
Die Originalausgaben erschienen 2001 bzw. 2006 im Verlag Panta Rhei, NL-Katwijk.

Evi Hohenester: *Das Buch der Geist-Seele-Körpersprache. Vom Rhythmus des Denkens und Fühlens.* Oesch, Zürich 2005. ISBN 978-3-0350-0032-0

Harald Hosch: *Gesund durch Entsäuerung. Das Säure-Basen-Gleichgewicht wiederherstellen und erhalten.* 21., überarbeitete Auflage. Jopp/Oesch, Zürich 2005. ISBN 978-3-0350-5023-3

Ingrid Kunze/Anna Seidel: *Ismakogie. Der Weg zur Gesundheit, natürlichen Schönheit und Harmonie.* Maudrich, Wien 1988 (vergriffen)

Gerhard Leibold: *Blasen- und Nierenleiden. Vorsorge, Symptome, Ursachen, erfolgreiche Naturheilverfahren.* 2. Auflage. Jopp/Oesch 2004. ISBN 978-3-0350-5059-2

Resi Meier: *Praktische Kneipp-Anwendungen. Waschungen, Bäder, Dämpfe, Güsse, Wickel, heiße Rolle, Auflagen, Heikräuter, Kneippen mit Kindern.* 4. Auflage (Neuausgabe). Jopp/Oesch, Zürich 2005. ISBN 978-3-0350-5100-1

Thomas Methfessel: *Qigong für Anfänger. Reich illustrierte Einführung in Theorie und Praxis der chinesischen Gesundheitsübungen.* Jopp/Oesch, Zürich 2004. ISBN 978-3-0350-5060-8

ders.: *Tai Chi für Anfänger. Illustrierte Einführung in die chinesische Bewegungsmeditation.* 11. Auflage, Jopp/Oesch, Zürich 2004. ISBN 978-3-0350-5028-8

ders.: *Yoga leicht gemacht. Basis- und Aufbauprogramm für das Training zu Hause und in der Gruppe.* Oesch, Zürich 2005. ISBN 978-3-0350-0037-5

Martha Podleschak: *Ismakogie. Schön, geschmeidig, lebensfroh durch Befreiung von Haltungsschäden.* 7. Auflage 2000. Ausschließlich direkt bei der Autorin erhältlich (Adresse s. S. 98)

Kellina Stewart: *Pilates leicht gemacht. Geschmeidiger Körper: flacher Bauch, schlanke schöne Beine, straffer Po.* Das praktische Buch! Aufklappbar, kann während des Trainings immer konsultiert werden, um Fehler zu vermeiden. Oesch, Zürich 6. Auflage 2006. ISBN 978-3-0350-3001-3

Weitere Informationen und die aktuellen Kursangebote finden Sie im Internet unter dem Stichwort »Ismakogie« bei den großen Suchmaschinen.

## Gesundheit geht uns über alles

**Bücher von Oesch und Jopp in Ihrer Buchhandlung / Internet- und Versandbuchhandlung**

Programminformationen:
**www.joppverlag.ch**
**www.oeschverlag.ch**
E-Mail:
**info@oeschverlag.ch**

**Oesch Verlag AG**
**Jopp Verlag**
Jungholzstraße 28
8050 Zürich / Schweiz
**Tel. Ausland** 0041/44 305 70 60
**Tel. Inland** 044 305 70 60
**Fax** 305 70 66

*Auslieferungen*
D: Brockhaus/Commission, Stuttgart-Kornwestheim
A: MohrMorawa, Wien
CH: Baumgartner Bücher/AVA, Affoltern a. A.

# 13 Über die Autorinnen

**Elly Hoekstra** wurde 1950 geboren. Nach ihrer Schulzeit arbeitete sie unter anderem in einem Hotel in England und als Reiseleiterin in Österreich, war Kosmetikerin und Shiatsu-Therapeutin. Als Sekretärin kam sie mit Ismakogie in Berührung. Seit einigen Jahren gibt sie Kurse in den Niederlanden, Deutschland und Belgien. Sie hat an der Kursleiterausbildung mitgewirkt und war Vorsitzende der Niederländischen Anne-Seidel-Ismakogie-Vereinigung.

**Doke van der Neer** wurde 1945 geboren. Sie hat jahrelang in verschiedenen Krankenhäusern als Krankenschwester gearbeitet. Sie lebte in England, Mikronesien, Trinidad und Nigeria.

Nach ihrer Rückkehr in die Niederlande entdeckte sie die Ismakogie für sich. 1985 begann sie zusammen mit Elly Hoekstra die Ausbildung zur Kursleiterin, die sie 1987 abschloß. Seitdem unterrichtet sie an der Niederländischen Anne-Seidel-Ismakogie-Vereinigung im Rahmen der Kursleiterausbildung.

Das erste Buch der Autorinnen, eine Einführung in die wundersame Welt der *Ismakogie* nach Professor Anna Seidel, finden Sie auf der gegenüberliegenden Seite angezeigt; ihr neuestes Buch *Heile deinen Rücken* auf der nachfolgenden Seite.